Morrie Schwartz

Trotz allem gute Jahre

Morrie Schwartz

Herausgegeben von Rob Schwartz

Trotz allem gute Jahre

Von der Kunst, im Alter glücklich zu sein

Aus dem Englischen von Bettina Lemke

dtv

Deutsche Erstausgabe 2023

Titel der englischsprachigen Originalausgabe:
The Wisdom of Morrie. Living and Aging Creatively and Joyfully,
erschienen 2023 bei Blackstone Publishing, USA

Umschlaggestaltung: buxdesign | München unter Verwendung einer
Illustration von Ruth Botzenhardt
Redaktion: Regina Carstensen
Satz: Fotosatz Amann, Memmingen
Gesetzt aus der Garamond Pro
Druck und Bindung: CPI books GmbH, Leck
Printed in Germany · ISBN 978-3-423-28366-3

INHALT

VORWORT

Ich habe dieses Manuskript Anfang der 2000er-Jahre wiederentdeckt, lange nachdem mein Vater gestorben war. Es lag in einer Schreibtischschublade in seinem Arbeitszimmer in unserem schönen Haus in Newtonville, vor dem ein Ahornbaum stand. Nach eingehenden Gesprächen und Überlegungen in der Familie beschlossen wir, dass ich den Text lektorieren und zur Veröffentlichung bringen sollte.

Mein Vater ging davon aus, dass dieses Projekt wahrscheinlich sein letzter Beitrag für ein größeres Publikum sein würde, mit dem er Menschen helfen wollte. Er hatte keine Ahnung, dass *Dienstags bei Morrie* erscheinen würde. Aber diejenigen, die Mitch Alboms wunderbares Buch kennen, werden die Gedanken meines Vaters im aktuellen Werk wiedererkennen. Ihm ging es in erster Linie darum, das Leben der Menschen zu verbessern. Er wollte praktische Tipps und Instrumente entwickeln, die anderen dabei helfen, kreativ, agil und freudvoll älter zu werden.

Zum Glück konnte ich mit meinem Vater über all diese Ideen sprechen, als er das Buch schrieb (mehr dazu im Nachwort). Zufälligerweise war ich im Frühling und Sommer 1989 nach einem langen Aufenthalt in Asien zu Hause. Mein Vater arbeitete bereits seit Mitte 1988 an dem Projekt, welches bis Mitte 1992 dauern sollte. Wir konnten ausführlich besprechen, was er sagen wollte, und das war für die jetzige Veröffentlichung außerordentlich wertvoll.

Einer meiner Schwerpunkte bei der Bearbeitung war, die einmalige Stimme meines Vaters zu bewahren. In diesem Werk verschmelzen zwei Kommunikationsstile: Mein Vater drückte sich akademisch und philosophisch und gleichzeitig pragmatisch, bescheiden sowie auf liebenswerte Weise persönlich aus. Ich hoffe, dass diese besondere Mischung erhalten geblieben ist. Dad erkannte bereits sehr früh bestimmte Strömungen, die Jahrzehnte später stärker akzeptiert waren. Er wollte ein gesellschaftliches Klima schaffen, in dem das Alter eines Menschen keine Rolle dabei spielt, wie er gesehen wird. Eines seiner Hauptanliegen im Leben war die psychische Verfassung des Individuums. Dad erkannte, dass Senioren oder Menschen, die älter werden, sich als weniger wertvoll erachten als andere, und er hoffte, dass dieses Buch Teil einer Bewegung sein würde, die diese Entwicklung korrigiert.

Aufgrund des beruflichen und akademischen Hintergrunds meines Vaters sind psychologische Aspekte die Basis dieses Buchs. Er wollte praktische Techniken vorstellen, die Menschen dabei unterstützen, weiterhin ein aktives und spannendes Leben zu führen. Einige Vorschläge kommen Ihnen vielleicht bekannt vor – etwa der Ansatz, das Lachen gezielt zu nutzen (siehe Kapitel 4). Es ist eine Praxis, über die in letzter Zeit viele Menschen geschrieben haben. Ein anderes Konzept, das auf diesen Seiten immer wieder thematisiert wird, ist die buddhistische Achtsamkeit.

Das Buch lässt sich leicht lesen und macht gleichzeitig Spaß. Für Dad standen die persönlichen Erfahrungen und Geschichten im Zentrum dieses Titels.

Allerdings unterscheidet er sich stark von *Dienstags bei Morrie*, wenngleich beide von einer überaus menschenfreundlichen Gesinnung und einer universellen Liebe geprägt sind. Mitchs großartiges Buch ist wunderbar prägnant und beschäftigt sich mit den philosophischen, gesellschaftlichen und persönlichen Werten meines Vaters. Das vorliegende Werk ist thematisch breiter angelegt. Aufgrund ihrer unterschiedlichen Ansätze ergänzen die zwei Bände sich gewissermaßen. Mein Vater hätte das sicherlich auch so gesehen, da diese Feststellung eines seiner philosophischen Lieblingsmodelle widerspiegelt: *die Spannung von Gegensätzen*.

Es ist mir eine große Freude, Dads Ideen zu präsentieren. Es ist das letzte große Schreibprojekt, das er in Angriff genommen hat, bevor er krank wurde. Aus diesen Seiten höre ich überall seine Stimme hervorklingen, manchmal so, als wären wir wieder in seinem Arbeitszimmer in Newtonville und würden über seine Erkenntnisse sprechen. »Es gibt keinen erzwungenen Ruhestand vom kreativen Älterwerden.«

Rob Schwartz,
Brookline, Massachusetts

EINLEITUNG

Das Alter ist eine spezielle Entwicklungsphase mit besonderen Einschränkungen und Chancen. Zudem könnte es der wichtigste Abschnitt in unserem Leben sein. Wir können viel im späteren Leben anders machen – wenn wir es wirklich möchten. Für einige ist der Prozess des Älterwerdens eine lästige Abfolge von Veränderungen. Manchmal geht es sogar so weit, dass Dinge zerstört werden, die wir als selbstverständlich erachtet haben. Falls Sie sich intensiv mit dem Älterwerden beschäftigen – wenn es Sie beunruhigt, Sie sich dafür schämen, es Sie entmutigt oder Ihnen Angst macht – oder wenn die Identitätsveränderung, die Ihnen aufgezwungen wird, für Sie unerträglich ist, fällt es Ihnen vielleicht schwer, sich darauf zu konzentrieren, auf eine gelungene Weise zu altern. Wenn Sie dagegen locker damit umgehen und es als spannende Aufgabe betrachten, mit den Problemen des Alterns zurechtzukommen, können Sie dies als Chance nutzen, um die Person zu werden, die Sie eigentlich gemäß Ihrer Bestimmung sein sollten.

Alt zu werden ist letztlich menschlich. Wenn wir in der glücklichen Lage sind, das mittlere Lebensalter zu überleben, werden wir alle mit bestimmten unvermeidbaren Erfahrungen konfrontiert, sowohl mit Verlusten als auch mit Möglichkeiten. Unabhängig von den Besonderheiten unserer persönlichen Biografien müssen wir uns alle mit bestimmten Herausforderungen und Entscheidungen auseinandersetzen. Werden wir uns unserer Angst vor dem Tod stellen oder sie leugnen und ihr möglichst aus dem Weg gehen? Werden wir weiterhin versuchen, unsere tiefsten Bedürfnisse zu erfüllen, oder sie aufgeben? Werden wir uns weiterentwickeln und weise werden oder uns der Verzweiflung hingeben? Werden wir »sanft in die gute Nacht hinübergleiten« oder mit jeder Faser am Leben festhalten und nach allem treten, was uns fortziehen will? Anders als in modernen industrialisierten Ländern, in denen viele die Alten als überflüssig und nutzlos betrachten, gelten die späten Jahre in zahlreichen Kulturen rund um den Globus als eine Zeit, die von einem tiefen Sinn, von Transformation, Spiritualität und Freude erfüllt ist. Es ist möglich – und erstrebenswert –, dass wir es genauso sehen.

In letzter Zeit gibt es immer mehr Artikel in Büchern, Zeitschriften und den Medien, die auf eine veränderte Haltung gegenüber Senioren hindeuten: Es geht um neue Modelle, mit älteren Menschen umzugehen, darum, sie »einzusetzen«, sowie um neue Erwartungen, dass das spätere Leben eine erfolgreiche, spannende, kreative Zeit sein wird. Anstatt das Alter als Zeit der Stagnation zu betrachten, können wir es dem polnisch-US-amerikanischen Religionsphilosophen Abraham Heschel zufolge als Zeit der Chance für inneres Wachstum sehen.

Es gibt viele gute Gründe zu glauben, dass unser Leben in einigen der bedeutsamsten, lohnendsten, erfüllendsten Aktivitäten gipfeln könnte, die wir je in Angriff genommen haben. Beinahe täglich begegnen wir Geschichten in den Nachrichten oder hören Berichte über außergewöhnliche Errungenschaften im späteren Leben. Was soll uns daran hindern, neue Perspektiven zu entwickeln, nach neuen Horizonten zu suchen, uns für das Unerwartete zu öffnen sowie uns neue Impulse und einen größeren Appetit auf ein Leben zu holen, das wir in vollen

Zügen ausschöpfen? Was soll uns davon abhalten, unsere Lebensqualität mithilfe größerer Achtsamkeit, emotionaler Tiefe und Selbstachtung zu verbessern? (Ja, sogar in unserem Alter.) Wir können beleuchten, wer wir sind, wer wir nach wie vor werden können und wie eine erfüllendere Existenz aussehen könnte. Darüber hinaus können wir an uns selbst glauben, darauf vertrauen, dass wir in der Lage sind, unser Leben auf bedeutende Weise zu verändern, und Ziele verfolgen, die wir uns bisher nicht einmal ausgemalt haben. Und wie der Schweizer Psychoanalytiker Carl Gustav Jung können wir davon überzeugt sein, dass das größte Potenzial für persönliches Wachstum und Selbstverwirklichung in der zweiten Lebenshälfte existiert.

Zu den besten Dingen im Alter gehört, dass kein Chef uns über die Schulter schaut und uns vorschreibt, was wir tun sollen. Die meisten von uns haben nun mehr Kontrolle über die eigene Zeit als je zuvor. Und angesichts neuer Herausforderungen gibt es weniger Belohnungen oder Sanktionen von außen, sodass wir nur mit den Dingen zu tun haben, die wir uns selbst bescheren oder auferlegen. Wir können jedoch eine innere Befriedigung erleben, wenn wir beschließen, ein Leben zu gestalten, das unsere Unternehmungslust, unsere berechtigten Sehnsüchte und Ziele widerspiegelt und uns somit von altersdiskriminierenden Vorstellungen befreit, die uns weismachen wollen, wir seien am Ende, nutzlos und so gut wie wertlos. *Es gibt keinen erzwungenen Ruhestand vom kreativen Älterwerden.*

Nun ist es an der Zeit, mit alten Themen klarzukommen, die uns immer noch belasten, auf eine gute Weise zu altern und die beste Person zu werden, die wir nur sein können. Ich hoffe, dieses Buch wird Ihnen helfen, das auf optimale und möglichst sinnvolle Weise für sich umzusetzen. Auf diesen Seiten präsentiere ich Ihnen die Erkenntnisse zum Älterwerden, die ich in den vergangenen Jahren zusammengetragen habe. Meine psychologischen und soziologischen Kenntnisse aus meiner mehr als vierzigjährigen beruflichen Tätigkeit als Soziologieprofessor sowie mein Wissen und Verständnis, was menschliche Beziehungen betrifft, sind hier eingeflossen. Das gilt auch für meine Erkenntnisse, die ich durch Gespräche mit Freunden und Kollegen gewonnen habe. Dieses Werk basiert zudem auf meiner therapeutischen Arbeit mit Senioren sowie auf meinen Erfahrungen als Leiter von psychotherapeutischen Gruppen, mit dem Fokus auf Probleme im Alter. Darüber hinaus basiert das Buch auf meinen Kenntnissen aufgrund meiner Beschäftigung mit aktuellen populären Veröffentlichungen, mit der wissenschaftlichen Literatur zum Thema Älterwerden sowie mit Autobiografien älterer Menschen und auf meinen persönlichen Erfahrungen, wenn es darum geht, mich damit abzufinden, dass meine Siebzigerjahre vor mir liegen.

Wenn wir uns bemühen, die beste Person zu werden, die wir sein können, auf gelungene Weise zu altern und unsere Probleme zu klären, könnten dies die wichtigsten und bedeutsamsten Ziele unseres späten Lebens sein. Wir alle sind in der Lage, unser Potenzial besser auszuschöpfen, wenn wir nach Idealen streben, die nicht gänzlich erreichbar sind. Doch wenn wir es versuchen, können wir lernen, intensiver und freudvoller zu leben. Zudem können wir uns für ein Leben entscheiden, das wir führen möchten. Ich kann Ihnen weder einen bestimmten Plan noch einen Pfad oder eine genaue Reihe von Abläufen vorgeben, die Sie bei der Verwirklichung Ihrer Ziele befolgen sollten – denn Ihr Leben ist einzigartig. Daher ist eine Nullachtfünfzehn-Methode kein geeignetes Instrument, um es zu verbessern. Ich werde Ihnen einige Ideen präsentieren, wie sich die von mir vorgeschlagenen Ziele erreichen lassen. Aber wenn Sie

Ihre persönlichen Ziele verfolgen, werden Sie auch Ihre eigenen Wege finden, um vorwärtszukommen.

Dieses Buch ist für alle Menschen geschrieben, wobei es wahrscheinlich besonders Personen über fünfundsechzig anspricht, die im Ruhestand sind und sich fragen: »Was soll ich mit dem Rest meines Lebens anfangen?« Es kann zudem eine nützliche Plattform für Leute mittleren Alters sein, die sich bereits vorab damit beschäftigen wollen, wie ihre Zukunft aussehen könnte. Sie werden vieles entdecken, was relevant für Ihr aktuelles Leben ist und sie in Ihren Bemühungen unterstützt, Ihre alternden Eltern besser zu verstehen und mit ihnen umzugehen. Natürlich ist niemand zu jung, um nach vorne auf die eigenen späteren Jahre zu blicken oder von diesem Buch zu profitieren.

Ich möchte zudem Leser mit überaus unterschiedlichen persönlichen und gesellschaftlichen Erfahrungen erreichen, da sich diese automatisch darauf auswirken, auf welche Weise wir älter werden. Menschen, die zum Beispiel nie außerhalb ihres Zuhauses gearbeitet haben, werden die späteren Jahre anders erleben als Leute, die Karriere gemacht haben und von ihrem Unternehmen plötzlich zwangsweise in den Ruhestand geschickt wurden. Genauso werden Menschen, die in ihrer Jugend mit einer Behinderung oder schweren Krankheit zu tun hatten, anders mit dem Älterwerden umgehen als Leute, die sich bis ins höhere Alter stets einer guten Gesundheit erfreut haben. Solche Unterschiede haben einen Einfluss darauf, wie wir altern und welchen Problemen wir bei diesem Prozess begegnen. Wenn Sie dieses Buch lesen, sollten Sie auf die Themen achten, die Ihren Erfahrungen entsprechen und Ihre Fantasie beflügeln.

Alle Autoren lieben aufmerksame Leser, und bei mir ist das nicht anders. Daher bitte ich Sie dringend, dieses Buch nicht zu überfliegen. Nehmen Sie sich Zeit, um sorgfältig über ein

Thema nachzudenken, betrachten Sie es von verschiedenen Seiten und reden Sie darüber, vielleicht sogar in einer Diskussionsrunde. Mit Freunden, Bekannten und der Familie zu sprechen, ist äußerst wichtig. Vielleicht dient Ihnen auch ein Notizbuch, in dem Sie die Gedanken und Reaktionen anderer Menschen festhalten. Widmen Sie den Ideen die Zeit und die Gedanken, die sie verdient haben. Dieses Buch soll Sie dabei unterstützen, mehr über sich selbst zu erfahren und über Ihr Leben im Alter mit all seinen vielfältigen Möglichkeiten nachzudenken. Darüber hinaus kann es Ihnen helfen, die Einstellungen und das Verhalten zu verändern, die Sie ändern möchten.

1 ERKENNTNIS

Ich erinnere mich noch genau an meine Gefühle, als mir plötzlich bewusst wurde, dass ich ein älterer Mensch war: Zunächst erschauerte ich innerlich, dann war ich bestürzt, danach deprimiert, daraufhin verarbeitete ich das Ganze – und *allmählich* stabilisierte ich mich und vor allem akzeptierte ich es.

Vor dem Mai 1984 – ich war zu dem Zeitpunkt siebenundsechzig –, war ich nur selten krank gewesen. Ich hatte mir nie viele Gedanken über Krankheit oder das Älterwerden gemacht oder etwa über die Tatsache, dass die Sozialversicherung mich offiziell als »Senior« bezeichnete. Und ich identifizierte mich auch keineswegs mit der älteren Generation. Relativ unbewusst teilte ich das altersdiskriminierende Vorurteil, Altsein bedeute abzubauen und »auf dem absteigenden Ast« zu sein, und alte Menschen seien nicht beneidenswert. Wer wollte also schon »alt sein« oder gar dafür gehalten werden?

Ich unterrichtete an einer Universität, an der ich von jungen Menschen umgeben war und die meisten meiner Kollegen viel jünger waren als ich. Abgesehen von ein paar Ausnahmen waren meine Freunde außerhalb der Universität ebenfalls viel jünger – und die Ausnahmen selbst waren energievoll und »jung für ihr Alter«. Zu der Zeit war ich gesund, voller Vitalität und aktiv in eine Reihe von Projekten eingebunden. Ich war insgeheim stolz auf die Tatsache, dass ich viel jünger aussah, als ich war, und mich auch dementsprechend verhielt. Und als die Kardiologin mir sagte, ich hätte die Arterien eines Zwanzigjährigen, förderte das meine jugendliche Selbstwahrnehmung einmal mehr. Daher hatte ich mich in meinem Leben größtenteils darum bemüht, mein »jugendliches« Selbstbild zu verstärken und die Tatsache zu verdrängen, dass mein siebzigster Geburtstag kurz bevorstand. Da ich die chronologischen Tatsachen ausblendete, dachte ich nur wenig über die Themen nach, denen ich im Alter unausweichlich begegnen würde. Man könnte sagen, dass ich ein alternder Ahnungsloser und ahnungslos hinsichtlich des Älterwerdens war – dass ich ein Opfer des Jugendwahns unserer Kultur und ihrer Geringschätzung gegenüber den »Alten« war.

All das änderte sich plötzlich im Frühling des Jahres 1984, als ich aus heiterem Himmel, völlig überraschend schweres Asthma bekam und mich einer Prostataoperation unterziehen musste. Ich war emotional nicht auf diese Krankheiten vorbereitet, von denen eine allmählich chronisch wurde und die andere typisch für ältere Männer war. Mit einem Schlag konfrontierte mein Körper mich unausweichlich mit meinem eigenen Alterungsprozess und führte zu einer Krise und letztlich zu einer Transformation meiner persönlichen Identität. Es war schmerzvoll, mein tatsächliches Alter sowie die damit einhergehende Anfälligkeit zu akzeptieren, und es überforderte und bedrückte mich zutiefst.

Nach einer Weile empfand ich einen gewissen Druck, mich zusammenzureißen und mir darüber klar zu werden, wie ich die verbleibenden Jahre möglichst gut nutzen konnte. Ich kam zu dem Schluss, dass ich die drei oben genannten Ziele verfolgen wollte – Ziele, von denen wir alle im Alter profitieren können.

Um auf eine gute Weise älter zu werden, wollte ich versuchen, in einer guten körperlichen Verfassung zu bleiben. Folglich begann ich, regelmäßig zu schwimmen. Außerdem achtete ich auf meine Ernährung und fügte einige Nahrungsergänzungsmittel hinzu. Ich gönnte mir jede Woche eine Tiefenmassage und machte einen Akupunkturkurs, um die Symptome meines Asthmas zu lindern. Auf der psychischen Ebene versuchte ich, regelmäßig zu meditieren, ich widmete mich intensiver und liebevoller meiner Familie und meinen Freunden und ich plante Zeiten ein, um mich zu entspannen und Zeit mit mir selbst zu verbringen. Darüber hinaus achtete ich darauf, ungesunde zwischenmenschliche Beziehungen und Situationen zu vermeiden. Und schließlich machte ich mir bewusst, wie wichtig es war, mich mit meiner Angst vor dem Tod auseinanderzusetzen.

Insofern führte die Erkrankung zu einem tieferen Bewusstsein, aufmerksam darauf zu schauen, auf welche Weise ich meine Lebensqualität beim Älterwerden verbessern konnte. Weiterhin wollte ich die ultimativen existenziellen Fragen für mich klären.

Da war ich nun mit siebenundsechzig und wurde älter. Je mehr ich darüber nachdachte, desto mehr wunderte ich mich über die falschen Vorstellungen, die ich über das Alter im Kopf hatte. Doch Asthmaattacken unterbrachen meine Grübeleien häufig. Wenn eine Attacke abgeklungen war, schimpfte ich über mein Schicksal und meine Anfälligkeit. Eine tiefe Verzweiflung überfiel mich, und ich war wütend über den Verrat meines Körpers. Deprimiert sehnte ich mich nach meiner Verfassung vor der Erkrankung zurück. Als mein Zustand sich verbesserte, war ich glücklich darüber, dass ich mich wieder der Lehre an der Universität, meiner Beratungstätigkeit und meiner psychotherapeutischen Arbeit widmen konnte. Wieder zur »Normalität«

zurückzukehren, relativ befreit vom Kampf zu atmen und zu tun, was ich in den letzten vier Jahrzehnten getan hatte, war für mich ein Segen. Als meine Symptome schließlich vollkommen unter Kontrolle waren, war ich viel weniger eingeschränkt und meine Erwartungen an die Zukunft stiegen immens. Mich reizte die Idee, das Alter kreativ und aktiv, als Abenteuer und als Chance zu gestalten, neue Fähigkeiten und Interessen zu entwickeln und sowohl neue Kontakte zu knüpfen als auch alte Beziehungen zu vertiefen.

Die verschiedenen Phasen meiner Krankheit hatten mein Bewusstsein auf überaus emotionale Weise dafür geschärft, welchen Einfluss die Erkrankung auf meine Gefühle, Ziele und meine Persönlichkeit hatte. Mir fiel besonders auf, wie deprimiert und lethargisch ich in der ersten Phase gewesen war, als ich mich als nutzlose Person wahrgenommen und mich dafür schuldig gefühlt hatte. In der zweiten Phase hatte ich eine kleine Erkenntnis und konnte mir vorstellen, mit der Strömung zu schwimmen und manchmal aktiver zu sein. In der letzten Phase hatte ich das Gefühl, dass ich enthusiastisch und vital mitten im Fluss des Lebens stehen und daran teilhaben konnte. Mein eigenes Altern war mir bewusst geworden und ich konnte Möglichkeiten erkennen, um ungenutzte Ressourcen voll auszuschöpfen. Und ich begann, meinen Gefühlen und meiner Einstellung in Bezug auf das Älterwerden mehr Aufmerksamkeit zu schenken und wahrzunehmen, was mit mir geschah.

Meine Erkrankung hatte einige wichtige Fragen aufgeworfen, die andere Menschen sich in ihrem späteren Leben ebenfalls stellen: Wie gut oder wie schlecht gelingt es mir, älter zu werden? Wie kann ich mich mit meinem eigenen Tod abfinden? Und wie kann ich zuversichtlich bleiben und als Mensch eine positivere Haltung entwickeln?

Obwohl ich mit Asthma zu kämpfen hatte, unterrichtete ich bis zu meinem Ruhestand mit siebzig weiterhin an der Universität und setzte meine psychologische Beratungstätigkeit fort. Nach meinem Ausscheiden aus dem Berufsleben war ich mit der Frage konfrontiert: »Was soll ich mit dem Rest meines Lebens anfangen?« Ich wollte nicht vermehrt im psychologischen Bereich arbeiten und es zu meiner Hauptaktivität werden lassen, aber ich hatte das Gefühl, dass ich ein Projekt benötigte, das mir Energie schenkte, meine Begeisterung entfachte und mich forderte. Ein Freund schlug mir vor, ein Buch zum Thema Älterwerden zu schreiben, da es sowohl mir selbst als auch anderen helfen würde, auf gute Weise zu altern. Hier ist nun das Buch …

Obwohl dieser positive Aufschwung in meiner Gemütsverfassung gleichzeitig mit der Verbesserung meiner körperlichen Gesundheit stattfand, müssen wir sicherlich nicht tipptopp in Form sein, um uns persönlich weiterzuentwickeln, auf gelungene Weise zu altern und die bestmögliche Person zu werden. Inwiefern unzureichende finanzielle Mittel, eine Erkrankung oder Behinderung uns daran hindern, gut älter zu werden, hängt vom Ausmaß der Armut, der Schwere der Erkrankung oder Behinderung und der persönlichen Entschlossenheit der jeweiligen Person ab. Wenn nicht gerade extreme Widrigkeiten vorhanden sind, ist es stets möglich, nach Wegen zu suchen, um eine große Befriedigung im Leben zu finden.

ANGST VOR DEM ALTER

In der Phase, nachdem ich meine Asthmaattacken erlitten hatte – wie sehr habe ich mich da vor dem Älterwerden gefürchtet! Mir graute vor der Ungewissheit und Unvorhersehbarkeit der Zukunft. Ich rechnete mit Schmerzen, Leid und Funktionsstörungen, die alle dieselbe Ursache hatten: das Altern. Ich ärgerte mich über die negativen Einstellungen und Verhaltensweisen mir gegenüber, weil ich im Seniorenalter war.

Wenn ich Bekannte nach einer dreißig- oder vierzigjährigen Pause wieder traf, war ich entsetzt und reagierte innerlich ablehnend. Ich nahm sie ohne ihren früheren Elan und ihre Vitalität als gebrechlich wahr, sie wirkten runzelig, schwach – alt! Manchmal erkannte ich sie kaum wieder. Es machte mich traurig. Ich bemitleidete sie und fragte mich dann, ob sie die gleichen Dinge bei mir wahrnahmen. Rückblickend ist mir bewusst, dass ich ältere Menschen mied. Und wenn ich mit ihnen zusammen sein musste, empfand ich in ihrer Gegenwart tatsächlich eine leichte Abneigung oder ein gewisses Unbehagen. Obwohl ich mich selbst als tolerante und unvoreingenommene Person, betrachte.

So ging es auch vielen Menschen, mit denen ich mich zwanglos, zum Teil in Gruppen unterhalten habe. Der Gedanke, alt zu sein oder mit der »älteren Bevölkerung« identifiziert zu werden, passte nicht zu ihnen. Als ich die damals fünfundsiebzigjährige Jane fragte, wann sie sich zum ersten Mal als alt wahrgenommen habe, antwortete sie entrüstet: »Ich bin nicht alt und ich betrachte mich nicht als alt.« Für sie und viele andere hatte der Begriff »alt« eine negative Konnotation, und sie weigerten sich, ihn sich zu eigen zu machen. Sie leugneten oder ignorierten, dass sie sich dem Alter näherten, und dachten, es betreffe andere, jedoch nicht sie selbst. Einige Leute versuchten, jung auszusehen und sich entsprechend zu verhalten – Männer, indem sie anstrengenden Sport machten oder sich mit jüngeren Frauen umgaben, und Frauen, indem sie sich die Haare färbten oder sich Schönheitsoperationen unterzogen. Sie interessierten sich überhaupt nicht für meine Anregung, dass es einen gewissen

Wert haben könnte, sich als Senioren oder »ältere Menschen« zu definieren und sich der Herausforderung zu stellen, das eigene Potenzial im Alter auszuschöpfen. Auf diese Weise erhielt ich einen weiteren Eindruck von den altersfeindlichen Haltungen, die viele von uns älteren Menschen in ihrem Denken und Handeln verinnerlicht haben.

Die Tatsache, dass Senioren viele stigmatisierende Vorstellungen über alte Leute haben und somit über sich selbst, sollte uns nicht überraschen, da altersdiskriminierende Ansichten in unserer Gesellschaft sehr tief, stark, unbewusst und weit verbreitet sind. So verinnerlichen wir die altersfeindliche Perspektive, sodass viele von uns gar nicht mehr erwarten, ein nützliches, produktives und kreatives Leben zu führen, geschweige denn, dass es von uns erwartet würde. Diese Form der Altersdiskriminierung kann uns ebenso schwächen wie eine Erkrankung.

Wenn wir unsere altersfeindliche Haltung überwinden, können wir lernen, uns als ältere Menschen zu akzeptieren, wertzuschätzen und sogar zu lieben. Wir können uns bewusst machen, dass ältere Menschen sich aufgrund altersdiskriminierender Einstellungen und Verhaltensweisen häufiger schämen, sich verunsichert und weniger selbstbewusst fühlen sowie weniger als Mensch. Wir sollten uns jedoch als würdig und wertvoll erachten, und zwar nicht trotz unseres Alters, sondern *gerade deswegen* – aufgrund dessen, wer wir als ältere Menschen sind. Wenn wir unsere altersdiskriminierende Haltung überwinden, führt das zu einer positiven Selbstbetrachtung, und wir können der Altersdiskriminierung leichter die Stirn bieten, wo auch immer sie ihr hässliches Haupt erheben mag.

MOTIVATION

Ältere Menschen benötigen starke Motivationsquellen, um sich für die Herausforderungen im Alter zu wappnen. Eine große Motivation verleiht uns die nötige Energie, um unsere Ziele angesichts von Altersdiskriminierung, Verlust und Krankheit zu verfolgen. Motivation ist die Inspiration, um aktiv zu werden – ein innerer Drang, der zu Einsatzbereitschaft und fokussiertem Handeln führt. Es ist der Anstoß, etwas zu versuchen, uns selbst zu bestärken, gegen Widerwillen, Widerstände, Lustlosigkeit, Trägheit, Angst und Unsicherheit anzugehen.

Manche von uns verfügen über eine schier unendliche Energie, die mit einer überaus großen Motivation einhergeht. Bei anderen ist die Fähigkeit, an etwas dranzubleiben, nicht verlässlich: Manchmal ist sie vorhanden, manchmal nicht. Wieder anderen fällt es schwer, überhaupt Motivation aufzubringen, und sie sind ständig auf der Suche nach dem Sinn ihres Tuns. Wenn die Motivation und die damit einhergehende Energie vorhanden, im Fluss und beständig sein sollen, müssen wir vom Wert unseres Tuns überzeugt sein.

Unabhängig davon, wie groß unsere Motivation normalerweise ist, verfügen wir alle über eine innere Vitalität und Lebensenergie und haben den Drang, aktiv zu sein, zu leben und uns für andere Menschen und die Welt zu begeistern. Diese Kraft kann unseren Widerstand überwinden, Dinge zu tun, die uns irgendwie schwierig oder unmöglich erscheinen. Allerdings kann unsere Lebensenergie blockiert sein und nur darauf warten, freigesetzt zu werden. Vielleicht versucht sie hervorzubrechen. Aber es ist an uns, diese Quelle der Lebensenergie in unserem Inneren anzuzapfen. Es ist an uns, Wege zu finden, um sie herauszulassen, sie zum Vorschein zu bringen, zu wecken, zu locken. Um auf gute Weise älter zu werden, sollten wir eine Verbindung zu dieser Lebensenergie herstellen, uns mit ihr vertraut machen, sie nähren und sie als beständige Kraft bei der Verfolgung unserer Ziele und Träume willkommen heißen.

Um den wahren Kern unserer Motivation zu erkennen, sollten wir die richtigen Fragen stellen. Was weckt Ihre Begeisterung, sodass Sie Aufgaben in Angriff nehmen, anstatt sie zu vermeiden? Was treibt Sie dazu an, Ihre Gefühle zu verstehen und in Kontakt mit anderen zu kommen? Was veranlasst Sie dazu, die Verantwortung für einen Aktionsplan zu übernehmen, den Sie als notwendig oder wünschenswert erachten, oder aktiv zu werden, wenn andere Sie darum bitten? Was verleitet Sie dazu, sich in Ihrem Umfeld einzubringen – sich bei Projekten zu engagieren, Herausforderungen anzunehmen, Chancen zu ergreifen und umzusetzen? Was bewegt Sie dazu, kreativ zu werden, sich durchzusetzen, Ehrgeiz zu entwickeln? Kurz gesagt, was entflammt Sie innerlich?

Ist Ihre Motivation zu Beginn eines Projekts größer als am Ende? Benötigen Sie für Ihre Motivation äußere oder innere Impulse oder beides? Woher kommt Ihre Motivation, und wie fördern Sie diese beziehungsweise wie sorgen Sie dafür, dass sie bestehen bleibt?

Variiert die Verfügbarkeit und die Stärke Ihrer Motivation? Hängt sie vom jeweiligen Projekt, der Situation oder den beteiligten Menschen ab? Hat sie etwas mit Ihrer zu- und abnehmenden Energie zu tun, sodass Sie nur darauf warten müssen, bis sie sich wieder einstellt?

> Inwiefern wird Ihre Motivation durch die folgenden Faktoren beeinflusst? Durch …

… die Art der Aufgabe oder des Projekts?

… das anvisierte Ziel?

… Ihren jeweiligen physischen, emotionalen und mentalen Zustand?

… die Belohnung für die Teilnahme an einem Projekt?

… den Wunsch, jemandem einen Gefallen zu tun?

… die Bedeutung des Vorhabens für Sie?

… die Sanktionen, die Sie sich selbst auferlegen, wenn Sie sich nicht in einem Projekt engagieren, das Sie übernommen haben, oder wenn Sie eine Zusage nicht einhalten?

Ich war so beeindruckt von Josh, einem siebenundachtzigjährigen Wirtschaftsprofessor. Josh war nach einem schweren Autounfall beeindruckend motiviert. Er hatte ein Buch geschrieben, das bereits erschienen war, und obwohl er noch nicht wieder ganz genesen war, machte er sich daran, zwei Signierstunden zu organisieren, entschlossen, alles selbst in die Hand zu nehmen. Später erzählte er mir: »Ich befürchtete, dass ich dafür vielleicht nicht die Energie haben und es mir an Selbstvertrauen mangeln würde. Aber ich redete mir gut zu und drängte mich, es zu tun. Also machte ich es, und es hat super funktioniert.«

Er erklärte weiter: »Ich habe sehr hohe Erwartungen an mich selbst. Ich rede in der zweiten Person mit mir und sage: ›Ich erwarte von dir, dass du ablieferst, dass du etwas leistest.‹ Ich muss die ganze Zeit mit mir selbst reden, aber ich höre nicht immer zu. Seit meinem Unfall muss ich mich dazu zwingen, aus dem Bett zu kommen, mich zu waschen, zu frühstücken und etwas in Angriff zu nehmen.« Dann fügte er hinzu: »Ich habe eine puritanische Einstellung. Setze um, was du dir vorgenommen hast. Zögere es nicht hinaus und schiebe es nicht auf die lange Bank. Ich sage zu mir selbst: ›Du wirst mich verärgern, und eigentlich weißt du, dass du es machen wirst.‹«

Dann dachte Josh laut nach: »Einen Impuls zu haben und nicht in der Lage zu sein, etwas damit anzufangen, ihn sterben zu lassen, ist für unsere psychische Verfassung mit das Schlimmste. Nach einer Weile hat man keine Impulse oder Wünsche mehr, weil man weiß, dass man nichts damit anfangen wird. Der Impuls wird verfaulen und absterben, und dann bleiben lediglich zahlreiche unerfüllte Wünsche übrig. Sie blockieren uns bei unserem Umgang mit Impulsen in der Zukunft. Wenn das zu einem Muster wird, könnte es destruktiv sein. Ich muss mich dazu anpeitschen, etwas zu tun.«

Als ich Josh fragte, woher seine lebensbejahende Motivation kam, antwortete er: »Ich vermute, ich liebe das Leben wirklich. Es hat mich immer begeistert. Für mich sind sogar kleine Dinge wunderschön. Dadurch bleibe ich mit anderen Leuten in Verbindung, und ich liebe die Menschen.«

2
DER EMOTIONALE BALANCEAKT

Die entscheidende Aufgabe des Alters ist die Balance, ein wahrlicher Balanceakt auf dem Drahtseil; gerade noch fit genug, gerade noch mutig genug, fröhlich und interessiert und absolut ehrlich genug, um ein empfindungsfähiger Mensch zu bleiben.

Florida Scott-Maxwell, aus *The Measure of My Days*

Als ich in der Oberstufe der Highschool war, gab unsere Französischlehrerin uns die Aufgabe, einen Aufsatz zum Thema »Was ist die schönste Zeit im Leben?« zu schreiben. Ich hatte rasch eine Antwort parat: »Natürlich, wenn man jung ist.« Später, als ich in meinen Zwanzigern war, stieß ich auf ein Buch mit dem Titel *Das Leben beginnt mit vierzig*. Ich fand ihn gleichzeitig befremdlich und falsch. Ich konnte nicht verstehen, warum irgendjemand glaubte, das Leben fange mit vierzig an, da es zu dem Zeitpunkt doch offensichtlich fast vorbei war. Wenn ich diese höchst altersfeindlichen Vorstellungen im Rückblick betrachte, wundere ich mich, warum ich so fest davon überzeugt war, ohne sie zu hinterfragen. Ich erkenne, wie wenig mir die wunderbaren Möglichkeiten im späteren Leben bewusst waren und wie sehr ich das Alter fürchtete und verachtete.

Heute ist mir ziemlich klar, dass das beste Alter meines Lebens die Lebensphase ist, die ich *jetzt* erlebe und gestalte.

Vieles von dem, was körperlich stets selbstverständlich für uns schien, können wir mittlerweile nicht mehr erwarten. Viele Dinge fallen uns schwerer, und je älter wir werden, desto mühsamer werden sie.

Für mich ist es schwieriger zu sehen und zu hören, schwieriger zu gehen, zu atmen, in die Bewegung zu kommen und in Bewegung zu bleiben. Es ist schwieriger, wach zu bleiben, mich zu konzentrieren, mich warm zu halten, mich daran zu erinnern, was ich gerade gemacht habe, Menschen zu erkennen und zu wissen, wer sie sind. Es ist schwieriger, abends einzuschlafen, die Tiefschlafphasen zu erreichen und morgens aufzustehen. Es ist nicht mehr so leicht, mich auf Straßen zu orientieren, die mir einmal vertraut waren, mit komplexen Dingen fertigzuwerden und aufmerksam zu bleiben. Und es verlangt mir mehr ab, mit Unsinn und Destruktivität klarzukommen.

Im Gegensatz dazu erzählte mir einmal eine siebzigjährige Frau aus Israel: »Ich finde, dass alles ›leichter‹, weniger belastend, weniger schicksalhaft wird, als ob all die ›lebenswichtigen‹ Entscheidungen – ob nun zum Besseren oder zum Schlechteren – vor langer Zeit getroffen worden wären und der Vergangenheit angehören. Mit zunehmendem Alter empfinde ich außerdem eine größere Freiheit von sozialem Druck, besonders, was meinen Status als unverheiratete Frau, die nie Kinder hatte, betrifft. Eine der Befriedigungen, wenn nicht sogar Freuden des Ruhestands ist für mich, dass ich mir keine Gedanken mehr darüber machen muss, Karriere zu machen – oder überhaupt beruflich tätig zu sein. Was ich jetzt mache, betrachte ich mit Blick auf irgendein Berufsleben als ›extraterritorial‹, wenn ich es so bezeichnen darf. Mittlerweile muss ich mich nicht länger über andere definieren lassen, die mir vorschreiben, wie ich Aufgaben oder Anforderungen jeglicher Art zu erfüllen habe. Ich muss mir auch keine Gedanken mehr darüber machen, wie ich von ihnen in irgendeiner Hinsicht ›bewertet‹ oder ›beurteilt‹ werde. Jetzt habe allein ich selbst und niemand anderer das Sagen.«

Wie diese Frau finde auch ich, dass manche Dinge einfacher für mich sind. So bin ich leichter ungeduldig, genervt, frustriert und kritisch. Ich habe viel eher keine Lust mehr auf etwas und lasse es konsequenterweise sein. Aber es fällt mir auch leichter, offen, menschlicher, verständnisvoller und empathischer zu sein.

Manche Dinge sind wiederum klarer: Ich sehe mich selbst und meine Beziehungen deutlicher und ich bin sicherer in meinen Überzeugungen, was die menschliche Natur und das Menschsein an sich betrifft. Menschen sind zum Beispiel – mit wenigen Ausnahmen – sowohl gut als auch schlecht, destruktiv und konstruktiv, sich selbst und anderen gegenüber. Sie agieren auf der einen oder der anderen Seite dieser Dualität, je nachdem, wie man mit ihnen umgeht und in welchem sozialen Umfeld sie sich befinden.

Ich habe die emotionalen Höhen und Tiefen, die Widersprüche und Gegensätze erlebt, die im Folgenden beschrieben sind. Ich bin davon überzeugt, dass viele von uns dieselben Erfahrungen gemacht haben.

BEGEISTERUNG UND VERZWEIFLUNG

• • • • •

Ich habe Phasen der Hoffnungslosigkeit und Verzweiflung erlebt, die mit Entschlossenheit und einer Begeisterung für das Leben wechselten. Es gab Zeiten – besonders, als ich schwer krank war –, in denen ich einfach aufgeben und das Handtuch werfen wollte. In diesen dunklen Momenten hatte ich das Gefühl, dass die besten Tage vorbei waren. Warum sollte ich also auf einem niedrigeren Level meiner Leistungsfähigkeit weitermachen? Wenn ich einige der schrecklichen Dinge sehe, die anderen älteren Menschen widerfahren, die ich kenne, wie etwa leidvoller Krebs und Alzheimer, versuche ich mir zu sagen, dass es mir nicht passieren wird. Nach jeder Phase, in der ich mich besiegt und erschöpft fühle, nehme ich den Kampf wieder auf, um weiterhin der zu sein, der ich bin, der ich sein muss, und um danach zu streben, mich persönlich zu dem weiterzuentwickeln, der ich sein kann. Dann entsteht in mir eine Begeisterung dafür, was ich im jeweiligen Moment tue, und dafür, was ich am nächsten Tag noch zu erledigen habe, sowie für meine aktuellen Beziehungen, für andere, die sich gerade entwickeln, und für mein inneres Wachstum und meine Erkenntnisse.

SICHERHEIT UND UNSICHERHEIT

• • • • •

Aufgrund meiner größeren Anfälligkeit für Krankheiten fühle ich mich manchmal stärker verunsichert. Die Unsicherheit angesichts meiner aktuellen Erkrankung sowie möglicher neuer Beeinträchtigungen schwebt bedrohlich über mir. Mit der Zeit werde ich zweifellos eine gewisse Verschlechterung meines scharfen Verstands erleben. Wie lang werde ich noch frei und unabhängig sein und an Projekten arbeiten, die ich mir selbst aussuche? Wie lange werde ich leben? In welcher Verfassung? Wie wird mein Leben enden? Wenn ich darüber nachdenke und spüre, wie real diese Unwägbarkeiten sind, beunruhigt und verunsichert es mich. Daher sollte ich mit dem Unvorhersehbaren rechnen und darauf vorbereitet sein, in welcher Form auch immer. Andererseits erlebe ich mich selbst als sicherer und gesammelter. Ich bin mehr bei mir selbst, habe klarere Ziele, kenne meine Werte und weiß, worauf ich mein Leben ausrichte. Ich habe eine größere und umfassendere Perspektive auf das Leben. Ich kann besser beurteilen, was wichtig ist und was nicht. Diese Gewissheit rührt auch daher, dass ich besser weiß, wie ich mit Widrigkeiten fertigwerde. Darüber hinaus habe ich bestimmte Routinen entwickelt. Ich treffe mich zum Beispiel regelmäßig mit Freunden und der Familie, mache regelmäßig Sport, bewahre mir meinen Humor, lese, schreibe, unterrichte und meditiere regelmäßig. Zudem treffe ich mich mit einer Gruppe, die ähnliche Interessen hat wie ich. Diese Routinen unterstützen mich und sorgen häufig für eine gewisse Gelassenheit und innere Ruhe.

ICH FÜHLE MICH ALT UND GLEICHZEITIG ALTERSLOS

Ich bin etwas schockiert, da mir bewusst wird, dass ich wirklich nicht glauben kann, wie alt ich bin, und wenn ich es glaube, möchte ich es vergessen. Es gibt Zeiten, in denen ich mein Alter absolut spüre: wenn mich eine seltsame Müdigkeit überfällt, eine Weile bleibt und auf mysteriöse Weise wieder verschwindet; wenn ich nach einer Nacht, in der ich schlecht geschlafen habe, versuche, wild zu tanzen, und feststelle, dass ich nur ein paar Minuten lang durchhalte. Ich muss mich immer wieder aufs Neue daran erinnern, dass ich siebenundsiebzig Jahre alt bin. Wenn ich es mir bewusst mache, fällt es mir schwer zu begreifen, dass ich schon so viele Jahre gelebt habe. Manchmal fühle ich mich geistig vollkommen alterslos, als wäre keine Zeit vergangen und als hielte sich mein jüngeres Selbst in den verborgenen Nischen meines Seins auf. Ich bin drahtig, habe einen schwungvollen Gang und ich bin voller Enthusiasmus und Energie. Ich bin häufig überrascht, wenn jemand mir die Rückmeldung gibt, dass ich mich ihm mit einem betagten Gesicht, grauen Haaren und einem gealterten Körper präsentiere. Um mich von meinem chronologischen Alter zu überzeugen, muss ich mir selbst immer wieder sagen: *Sei realistisch. Ein Großteil deines Lebens ist verstrichen. Es ist fast vorbei.* Wie schnell und flüchtig die Vergangenheit doch wirkt! Nun, da ich auf das Ende zusteuere, wünsche ich mir mehr Zeit – viel mehr Zeit. Allerdings befürchte ich, dass vielleicht nie genug Zeit vorhanden sein wird. Dann frage ich mich, was ich mit meiner restlichen Zeit anfangen soll.

EHRLICHKEIT UND SELBSTTÄUSCHUNG

Meine späten Jahre sind eine Zeit für Ehrlichkeit, vor allem mit mir selbst. (Wenn nicht jetzt, wann dann?) Also versuche ich mich mit der Wahrheit meiner Existenz auseinanderzusetzen, vor allem mit den Illusionen, die ich mir über mich selbst und darüber mache, was in meinem Inneren und in meinem Umfeld geschieht. Allerdings hat es einen gewissen Reiz, brutale Wahrheiten über mich selbst oder andere auszublenden. Es ist leichter, die Scheinheiligkeit und Täuschung, die in den sozialen, politischen und zwischenmenschlichen Beziehungen der Gesellschaft vorherrschen, nicht zu beleuchten. Meine Bemühung, ehrlich mit mir selbst zu sein, wenn es *um mich selbst* geht, ist ein ständiger Kampf.

Ich muss außerdem der Versuchung widerstehen, es zu vermeiden, meine dunkle Seite zu betrachten. Ich denke und empfinde Dinge, die ich lieber nicht zugeben würde, nicht einmal mir selbst gegenüber. Zum Beispiel, wenn jemand mir nicht zustimmt und ich ihn deshalb ablehne. Oder wenn eine Person blasiert und selbstgerecht auftritt und ich sie innerlich schlechtmache. Als ich eines Tages die Fähigkeiten eines jüngeren Menschen bewundere, stelle ich fest, dass ich ihn gleichzeitig beneide. Als ich meinem Neid auf den Grund gehe, erkenne ich, dass ich die Person beneide, weil sie gesünder, kräftiger, stärker ist als ich. Letztlich weiß ich, dass sie eine längere Lebenszeit hat und mein Neid in diesem Unterschied wurzelt. Ein Bekannter stirbt. In die Traurigkeit mischt sich ein Gefühl der Freude, dass es nicht mich getroffen hat. Und manchmal reagiere ich mit Gleichgültigkeit auf die Krankheit und das Leid einer anderen Person, besonders wenn ich diese nicht mag oder wenn ich befürchte, dass meine eigene Krankheit wiederkehren könnte. Oder ich lehne umgekehrt das Glück von jemand anderem ab. Oder ich mag eine Person nicht, die in meinem Alter ist, aber körperlich oder finanziell besser dasteht oder gesellschaftlich erfolgreicher ist. Ich fühle mich schuldig oder schäme mich dafür, solche »schlechten« Gedanken zu haben. Und wegen diesen fange ich an, mich selbst abzulehnen oder weniger von mir zu halten. Dann erinnere ich mich daran, dass es sich lediglich um Gedanken und Gefühle in meinem Inneren handelt, für die ich mich nicht schuldig fühlen und wegen denen ich nichts unternehmen muss, da wir alle sie haben. Dieser dunklere Aspekt ist versiert darin, seinem Käfig zu entkommen und von Zeit zu Zeit schlagartig in unserem Bewusstsein aufzutauchen, besonders wenn Dinge schwieriger werden und wir das Gefühl haben, die Zeit laufe für uns ab. Ein Weg, wie ich die belastende Wirkung dieser unliebsamen Gedanken und Gefühle reduzieren kann, besteht darin, sie mir vollkommen bewusst zu machen, damit zu rechnen, dass sie hin und wieder auftauchen, und sie als Zeichen meiner eigenen Mangelerfahrungen und Unzufriedenheit zu sehen, die beim Älterwerden unvermeidlich sind. Wenn ich meine dunkle Seite erkenne und sie mir selbst eingestehe, anstatt sie zu verdrängen, kann ich besser kontrollieren, wie sie zum Ausdruck kommt und wie ich darauf reagiere.

Ich habe sicherlich persönliche Grenzen und unterliege Selbsttäuschungen, die mir kaum bewusst sind. Mir fallen Gemütszustände sowie Verhaltensweisen auf, mit denen ich mich nicht gerne auseinandersetze, weil sie einfach zu schmerzvoll sind. Dennoch möchte ich voller Entschlossenheit versuchen, meinen Idealen gerecht zu werden, und – was mich selbst und meine Beziehungen betrifft – so authentisch wie möglich und leidenschaftlich ehrlich sein. Ich bemühe mich darum zu erkennen, wenn ich etwas abstreite, nach Entschuldigungen suche und den Impuls verspüre, den Weg des geringsten Widerstands zu gehen. Bei diesen Auseinandersetzungen mit der Wahrheit geht es darum, weder zu übertreiben noch etwas zu beschönigen oder nach Gründen dafür zu suchen, was ich tue oder wer ich bin. Zudem ist es wichtig, mich selbst nicht zu unterschätzen oder abzuwerten. Stattdessen versuche ich, die Realität wahrzunehmen – was immer auch gerade passieren mag –, und sie klar und unmissverständlich zu benennen, für mich selbst und manchmal auch anderen gegenüber. Die Wahrheit zu erkennen ist allerdings nicht einfach. Es gibt viele Facetten und Ebenen der Wahrheit. Sie ist kompliziert, widersprüchlich, und viele Dinge vermischen sich. Manchmal existieren vielleicht nur Teilwahrheiten und keine allumfassenden oder allgemeingültigen Wahrheiten. Manche Wahrheiten könnten modifiziert oder verfälscht sein. Aber innerhalb dieses Kontexts und trotz dieser Einschränkungen habe ich das Gefühl, dass die Suche weitergehen sollte.

Daher stelle ich mir die folgenden Fragen: Wer bin ich wirklich? Was habe ich getan? Inwiefern ist das, was ich tue, wirklich gut und nützlich? Woran glaube ich, und warum? Wie gut kenne ich mich selbst und andere? Welche Art von Beziehungen habe ich eigentlich und welche wünsche ich mir? Was ist wichtig und sinnstiftend für mich – wichtig und sinnstiftend genug, damit ich gerne weiterlebe? Was hat mein Leben in der Welt bewirkt? Auf welchen persönlichen Beitrag bin ich stolz? Welche Werte sind für mich klar und unumstößlich und warum gerade diese? Über welche Talente verfüge ich tatsächlich? Welche Potenziale habe ich noch nicht genutzt? Sollte ich nach wie vor versuchen, sie auszuschöpfen? Wie kann ich meinen Optimismus und meinen Pessimismus in eine Balance bringen? Was weiß ich bereits über die Natur des Menschen und die menschliche Verfassung und was möchte ich noch darüber erfahren? Was weiß ich über die Entwicklung und die Überlebensfähigkeit der Menschheit? Was bedeutet es, ein wahrer Mensch zu sein, und wo befinde ich mich auf dieser Skala?

AUF DIESER WELT UND GLEICHZEITIG IN EINER ANDEREN

• • • • •

Auf der Welt zu sein, mit ihren konkreten Aufgaben, sowie in der spirituellen Welt mit ihren Geheimnissen und Unbekannten, ist ein weiteres Paar gegensätzlicher Erfahrungen.

In der praktischen, alltäglichen Welt muss ich dafür sorgen, dass unsere Ausgaben nicht größer sind als unser Einkommen, dass ich meine Beziehungen pflege, auf eine integre Weise auf die Menschen reagiere, die mir wichtig sind, und meinen Beitrag dazu leiste, dass unser Haushalt organisiert ist und funktioniert.

Wenn ich mich in einer kontemplativen Stimmung befinde, sind mir die praktischen Dinge fern. In diesen Zeiten möchte ich eine Verbindung zur spirituellen Welt aufrechterhalten. So lese, spreche und sinniere ich dann zum Beispiel lieber über die Bedeutung von Leben und Tod und mache mir Gedanken über die Einheit der gesamten Menschheit und die Bedeutung der »Ewigkeit«. Ich suche nach Wegen, um im Einklang mit der Natur zu sein. Ich denke über die höchste Wirklichkeit nach, die spirituelle Schriften erforschen. Ich möchte gerne das erhebende Gefühl eines gesteigerten transzendentalen Bewusstseins erleben, das ich lediglich während der Meditation flüchtig erfahren habe. Doch der Alltag bleibt bestehen, und mein Dilemma ist, wie ich das Heilige in den Alltagsaktivitäten finde und mir gleichzeitig das Spirituelle als getrennte, erfahrbare Sphäre bewahre.

LANGSAMES ALTERN, SCHNELLES ALTERN

• • • • •

Manchmal erlebe ich meinen Alterungsprozess als allmählichen Abbau meiner physischen (und einiger meiner geistigen) Fähigkeiten. Jeder Tag bringt eine kaum wahrnehmbare Veränderung mit sich. Erst in der Rückschau erkenne ich, dass ich weniger Kraft habe und nicht mehr so gut in der Lage bin, einen Berg zu erklimmen, ohne zu keuchen und Pausen einzulegen. Zu anderen Zeiten erlebe ich meinen Alterungsprozess als abrupten und raschen Verfall. Noch gestern hatte ich kein Problem mit meinem Hörvermögen. Heute habe ich Schwierigkeiten damit. Gestern habe ich meine Atmung kaum wahrgenommen. Heute huste und schnaufe ich und muss mich auf das Einatmen und Ausatmen konzentrieren. Jedes Mal verändert sich meine Selbstdefinition, und ich muss mich daran gewöhnen.

Ich versuche mich auf den aktuellen Stand zu bringen, an welchem Punkt ich mich im Alterungsprozess genau befinde. Ich versuche, mit meinen Veränderungen Schritt zu halten und darüber im Bilde zu sein, wenn sich bei mir etwas verändert. Erst rückblickend wird mir bewusst, dass diese Entwicklung erneut weiter fortgeschritten ist und zwischen der Zeit, in der ich mich etwas verändert habe, und dem Moment, in dem ich das erkenne, eine Lücke klafft.

INTENSIVE UND UNTERDRÜCKTE ERFAHRUNGEN

• • • • •

Seit meiner Erkrankung erlebe ich mein eigenes schmerzvolles Leid sowie das anderer intensiver. Ich bin empathischer angesichts der Situation und der Erfahrungen anderer Menschen und spüre ihre Gegenwart stärker. Manchmal bringt es mich zur Verzweiflung, in dunklen und schlechter werdenden Zeiten zu leben. Ich werde wütender und ungeduldiger angesichts von Neid, Arroganz und Egoismus.

Überdies nehme ich meine Freuden und Sorgen sowie die anderer Leute tiefer wahr. Ich lache herzhafter. Heroische, edle und ergreifende Taten rühren mich schneller zu Tränen. Klassische Musik berührt mich stärker, und beim Lesen bin ich unersättlicher. Als jüngerer Mensch habe ich mich kontrolliert, wenn ich auf eine wunderschöne Szenerie stieß – eine, die üppig und bunt war. Irgendwie konnte ich nicht alles in mich aufnehmen und nicht zulassen, dass es sich setzte. Vielleicht befürchtete ich, vor lauter Aufregung zu platzen und von der Herrlichkeit meiner Erfahrung überwältigt zu werden. Oder so von Reizen überflutet zu werden, dass ich nicht alles verarbeiten können würde. Mittlerweile kann ich es mir erlauben, eine Szenerie zu spüren und ihre ganze Schönheit langsam auf mich wirken zu lassen. Ich nehme die Schönheit in vollen Zügen wahr, erlebe die Komplexität und das mannigfaltige Neue mit allen Details und nehme es tief in mich auf. Zudem habe ich eine stärkere emotionale Verbindung zu den Menschen, denen ich nah bin. Ich lasse mich tiefer auf meine Beziehungen ein und bin bei meinen Projekten fokussierter und mit größerer Begeisterung dabei. Kleine Dinge können mich stärker erfreuen. Insgesamt fühle ich mich angesichts der Sorgen und Freuden des Lebens lebendiger und wacher, offener und verletzlicher.

Andererseits fühle ich mich manchmal wie abgeschnitten – emotionslos, losgelöst, desinteressiert und zurückgezogen. Dann fällt es mir schwer, einen Zugang zu mir selbst zu finden, und ich habe keinerlei Verlangen danach, jemanden zu kontaktieren. Und für andere Menschen ist es ebenfalls nicht leicht, an mich heranzukommen. Ich ziehe mich in mein Schneckenhaus zurück und empfinde eine kranke Freude dabei, isoliert zu sein, mich selbst zu bemitleiden und gegenüber dem Rest der Welt meine Augen zu verschließen. Oder ich bin erschöpft, völlig saft- und kraftlos, ohne den geringsten Wunsch, irgendetwas zu empfinden. In dem Fall kann ich mich auf nichts anderes ausrichten als auf meine Lethargie. Alles, was ich will, ist Ruhe und Erholung. Sobald ich das erkenne oder einen warmherzigen Kontakt mit Freunden erlebe, wird blitzschnell ein Schalter umgelegt, der mich aus dem Zustand herauskatapultiert.

In einer anderen Stimmung bin ich innerlich ruhig, emotional unbeteiligt und betrachte mich selbst, andere Menschen und Situationen mit leidenschaftslosem Blick. Es kommt mir so vor, als säße ich auf einem Fenstersims und als würde ich völlig unbeteiligt auf die Szenerie unter mir blicken, ohne jegliches Interesse daran, was sich dort abspielt. Zu verschiedenen Zeiten, an verschiedenen Orten und in verschiedenen Gemütsverfassungen nehme ich also mehr von allem und weniger von allem wahr. Ich bin mehr und weniger beteiligt, mehr von einem Moment eingefangen und weiter von ihm entfernt. Ich erlebe dies als starke Wechselströmung meines Lebens im Alter.

Beim erfolgreichen Älterwerden gehört es zu den größten Jonglierkunststücken, mit solchen einander entgegenwirkenden Zugkräften fertigzuwerden. Je geschickter wir das Hin und Her zwischen den gegensätzlichen Erfahrungen ausbalancieren, desto besser gelingt uns das Altern.

3

GEGENSÄTZLICHE INTERESSEN MITEINANDER VERBINDEN

Zusätzlich zum emotionalen Balanceakt, den ich erlebe und oben beschrieben habe, entwickeln wir beim Älterwerden offensichtlich gegensätzliche Interessen beziehungsweise widerstreitende Wesenszüge. So steht zum Beispiel der Wunsch nach dem Alleinsein unserer Sehnsucht, Beziehungen zu pflegen, gegenüber. Unser innerer Drang, am gesellschaftlichen Leben teilzunehmen, steht im Gegensatz zu unserem Bedürfnis, uns davon zurückzuziehen. Möglicherweise empfinden wir einen inneren Konflikt, welchen Realitäten wir gerne begegnen und welche wir vermeiden oder verdrängen möchten. Vielleicht bemühen wir uns intensiv darum, eine Balance zwischen dem Maß der Abhängigkeit, die wir akzeptieren müssen, und all den Bereichen zu finden, in denen wir nach wie vor unabhängig und selbstständig sein können. Und schließlich müssen wir innerlich vielleicht mit uns darum ringen, ob wir uns von der Hoffnung aufbauen lassen oder uns der Verzweiflung hingeben.

Wir könnten diese widerstreitenden Neigungen als aufeinanderprallende Gegensätze empfinden oder als Kampf, bei dem eine Seite versucht, die andere zu besiegen. Oder, und das ziehe ich vor, wir betrachten sie nicht als Gegenpole oder Widersprüche, sondern als Aspekte desselben Prozesses, bei dem wir im

Alter unterschiedliche Formen unseres Werdens und Seins akzeptieren und in unser Leben integrieren. Ich sehe das spätere Leben als Versuch, diese verschiedenen Aspekte in ein funktionierendes Gleichgewicht zu bringen.

ALLEINSEIN UND BEZIEHUNGEN

• • • • •

Viele von uns kämpfen damit, die richtige Balance zwischen dem Wunsch nach Alleinsein und dem Wunsch nach Beziehungen zu finden. Wenn wir unzufrieden sind, weil das eine oder das andere vorherrscht, können wir versuchen, das auszugleichen, und dadurch die Balance finden, die »stimmig« für uns ist.

Allein sein

Allein zu sein und sich allein zu fühlen gehört zumindest in gewissem Maße intrinsisch zum Menschsein dazu und ist in unserer modernen Gesellschaft praktisch unvermeidlich. Wenn wir altern und von vielen Menschen und Situationen getrennt werden, die ein Teil unseres Lebens waren, wird das Alleinsein ein noch größeres Thema.

Andere Leute können uns unser Alleinsein auferlegen. Freunde und Familie wenden sich vielleicht von uns ab oder meiden uns, weil wir zu schwierig oder zu fordernd sind. Vielleicht sind uns nahestehende Menschen auch weit weggezogen, sodass wir sie nur selten sehen. Vielleicht sind Freunde oder Familienmitglieder gestorben, und wir sind allein, weil diese vertrauten Menschen nicht zu ersetzen sind und wir die Lücke, die sie in unserem Leben hinterlassen haben, noch füllen müssen. Und manche von uns wählen das Alleinsein.

Ein Teil von dieser Zeit alleine ist erfüllt und fruchtbar und stimmt uns heiter. Ein Teil ist schmerzlich und ungewollt und hinterlässt in uns ein Gefühl der Leere. In letzterem Fall ist es erforderlich, Wege zu finden, um unser Alleinsein zu akzeptieren und auf eine positive Weise damit umzugehen. Dafür sollten wir die unerwünschte Einsamkeit vielleicht in ein Alleinsein voller Gelassenheit verwandeln. Und manchmal ist es ratsam, nach Möglichkeiten zu suchen, um weniger alleine und stärker in Verbindung mit anderen zu sein. In jedem Fall stärkt es uns, wenn wir lernen, das Beste aus unserer Zeit alleine zu machen, und es hilft uns, unser Leben besser unter Kontrolle zu haben.

Alleinsein und Einsamkeit sind so unterschiedlich wie Tag und Nacht. Mein folgender Bericht über zwei unterschiedliche Tage des Alleinseins veranschaulicht den Kontrast zwischen den beiden.

Diesen Tag verbringe ich mit Tagträumen, Lesen, Nachdenken über das Buch, das ich schreibe, und mit Musikhören. Ich freue mich darauf, am Abend einen Freund zu treffen. Ich kümmere mich um ein paar Familienangelegenheiten und mache mir im Geiste ein paar Notizen zu den Themen, auf die ich im Seminar eingehen möchte, das ich leite. Es ist ein wertvoller, erfreulicher Tag, ein sanfter und ruhiger Tag, ein fantastischer Tag voller Gelassenheit, ein Tag voller Freude und Vergnügen. Ich spüre eine große Leichtigkeit, Entspannung und Weite. Der Tag dehnt sich auf eine fast unendliche Weise, als wäre die Zeit unbegrenzt und immer vorhanden. Der Tag fühlt sich an wie eine Woche, und es kommt mir so vor, als hätte ich die Zeit, die mir zur Verfügung steht, vervielfacht.

Dies ist ein unangenehmer Tag. Am Morgen fühle ich mich hundemüde, weil ich nicht gut geschlafen habe. Es fällt mir schwer, meine Übungen zu machen, und die Aufgaben, die ich mir vorgenommen habe, erfordern zu viel Energie. Ich versuche zu meditieren, schlafe dabei aber ein. Als ich wieder aufwache, fühle ich mich etwas erholt und versuche, an meinem Buch zu arbeiten, aber ich bin blockiert. Ich suche nach etwas Ablenkung. Ich lese etwas Leichtes, eine Wochenzeitschrift. Es langweilt mich. Ich denke darüber nach, einen Spaziergang zu machen oder auf den Heimtrainer zu gehen, befinde aber, dass ich für beides zu schlapp bin. Ich merke, wie der Tag verstreicht, kapituliere dann aber angesichts der Tatsache, dass es eben einer *dieser* Tage ist. Überraschenderweise kommt meine Energie abends zurück, als es an der Zeit ist, einen Freund zu treffen, mit dem ich den Abend verbringen werde. Zu den Dingen, die uns beim Alleinsein unterstützen, gehört die Möglichkeit, uns auf die Gesellschaft anderer Menschen zu freuen.

Die einzigartigen Freuden des Alleinseins

Im Gegensatz zur leidvollen Einsamkeit ermöglicht das Alleinsein befriedigende, freudvolle und erhellende Erfahrungen, die wir nur alleine machen können.

Das Alleinsein bietet uns die Möglichkeit aufzublühen. Es schenkt uns Zeit und Muße, um uns selbst zu erforschen. Darüber hinaus können wir uns Gedanken über unser Leben machen, über die Menschen nachdenken, mit denen wir zu tun haben, und unsere Träume überprüfen.

Das Alleinsein erlaubt uns, in einem ruhigen, friedlichen Umfeld zu sein, uns mit Dingen zu beschäftigen, die wir gerne tun, Probleme zu durchdenken, über die wir uns Sorgen machen, die

Natur oder Kunst zu genießen oder uns einer spirituellen Praxis zu widmen. Es bietet uns die Möglichkeit, zu entspannen und wir selbst zu sein, ohne von anderen Menschen kontrolliert und beurteilt zu werden. Es ist eine Zeit, in der wir uns nicht damit befassen müssen, eine bestimmte Rolle zu spielen oder jemanden zu beeindrucken. Beim Alleinsein können wir zu Bett gehen und aufstehen, wann wir möchten, ohne die Eigenheiten und Marotten anderer ertragen zu müssen. Kurz gesagt, das Alleinsein lässt uns eine tiefe Verbindung zu uns selbst und unserem Universum herstellen.

Das Alleinsein bietet uns darüber hinaus die Möglichkeit, die Stille zu erkunden. In der Regel ist unser Leben voller Lärm, und die Stille kann ein seltsamer und unangenehmer Raum zwischen den Geräuschen sein. Aber die Stille als Erfahrung an sich kennenzulernen kann überaus lehrreich sein.

Normalerweise nehmen wir nicht wahr, dass die Stille ihren eigenen Klang, ihre eigene Atmosphäre und ihre eigene einzigartige Wirkung auf uns hat. Wir können die Stille nutzen, um zu erkunden, was in unserem Inneren passiert, um unseren Körper zu erleben, unsere verborgenen Gefühle zu entdecken und um wahrzunehmen, wie wir in diesen stillen Raum hineinpassen.

Die Stille kann sehr unterschiedliche Qualitäten haben. Die »Stille des Mutterleibs« ist voller Möglichkeiten und kündigt die Tatsache an, dass bald etwas Neues geboren wird. Dagegen ist die »Grabesstille« bleiern: Sie umfasst das Leblose und ruft Traurigkeit hervor. Stille ist notwendig für die Meditation und ermöglicht so die Erkundung von Bereichen, die normalerweise unzugänglich sind.

ICH BIN EINSAM

Leider ist nicht jedes Alleinsein wertvoll und erfüllt. Häufiger erleben wir Einsamkeit.

Es wäre bemerkenswert, wenn jemand von uns sich nie einsam fühlen würde. Tatsächlich ist einer Weisheit der indigenen Bevölkerung Nordamerikas zufolge das Einzige, was alle Menschen gemeinsam haben, unsere Einsamkeit. Bestimmt haben wir alle zu verschiedenen Zeiten in unserem Leben unter Einsamkeit gelitten.

Wie wir alle wissen, ist Einsamkeit ein innerer Schmerz, den wir empfinden, wenn wir keine Verbindung zu uns selbst, zu anderen, zur Natur oder zu irgendetwas anderem spüren. Wir können zweifellos in einer Menschenmenge oder in einer Beziehung einsam sein. Aber generell fühlen sich die meisten von uns einsam, wenn sie physisch alleine sind. Die Einsamkeit kann von unterschiedlicher Qualität, Dauer und Intensität sein. Von dem durchdringenden Schmerz, uns nach einer menschlichen Berührung oder Stimme zu sehnen, bis hin zu einer kaum greifbaren Ahnung, dass irgendetwas fehlt. Einsamkeit kann außerdem zu Gefühlen der Isolation und Demütigung, der Leere und Verlassenheit führen und uns den Eindruck vermitteln, von jeglichem menschlichen Kontakt abgeschnitten zu sein. Möglicherweise denken wir, dass niemand sich für uns interessiert oder gar, dass niemand uns mag. Dieses einsame Unbehagen kann von kurzer Dauer, aber auch lang anhaltend sein.

Wenn Ihre Einsamkeit nicht nur ein unangenehmer Kompromiss in Ihrem Leben sein soll, finden Sie hier ein paar Möglichkeiten, um sie zu mindern.

Gehen Sie der Einsamkeit auf den Grund

Häufig ist Einsamkeit so schmerzhaft und beängstigend, dass wir es nicht schaffen, ihr ins Auge zu sehen. Sobald wir sie jedoch objektiv betrachten, kann sie uns tiefe Erkenntnisse vermitteln, die uns helfen, sie zu verringern.

Wenn Sie die Ursachen Ihrer Isolation und Ihres Leids beleuchten möchten, sollten Sie sich fragen: Bin ich so alleine, weil ich anderen misstraue oder mir unsicher bin, was sie beabsichtigen? Oder liegt es daran, dass ich ein geringes Selbstwertgefühl habe und befürchte, dass andere meine Unzulänglichkeiten erkennen und mich nicht interessant finden oder wertschätzen? Basiert meine Einsamkeit auf früheren Beziehungsschwierigkeiten, die ich in der Gegenwart nicht wiederholen möchte? Stammt sie daher, dass ich betrogen, verletzt, zurückgewiesen, enttäuscht oder von anderen geärgert wurde? Oder habe ich mich von anderen distanziert, weil sie mich bereits früher abgelehnt haben und neidisch auf mich waren und ich mich diesen Gefühlen nicht noch einmal aussetzen will? Vielleicht will ich mich auch aus Beziehungen lösen, weil andere verächtlich und respektlos mit mir umgegangen sind.

Jede dieser Situationen kann zu Ihrer Einsamkeit beitragen, aber es müssen keine permanenten Gegebenheiten sein. Wenn wir uns dazu entschließen, können wir Wege finden, um die Ursachen unserer Einsamkeit zu verändern, selbst wenn wir nicht davon überzeugt sind, dass es sich lohnt. Manchmal lässt sich sehr viel erreichen, wenn wir ein wenig auf andere zugehen.

Erweitern Sie Ihre Vorstellungskraft

Eine weitere Möglichkeit, mit der Einsamkeit fertigzuwerden, besteht darin, Ihre Fantasie zu beflügeln, indem Sie Bücher, Filme oder das Fernsehen nutzen, um sich zum Beispiel die Frage zu stellen, wie die Welt wohl vor 20 000 Jahren ausgesehen haben mag und wie sie in 1000 Jahren aussehen wird. Wie werden die Menschen sich in 500 Jahren entwickelt haben? Versuchen Sie sich vorzustellen, was gesellschaftlich in der nahen und fernen Zukunft möglich sein wird. Lassen Sie Ihre eigene Vorstellung von einem höheren Wesen oder der Kraft des Universums entstehen oder überlegen Sie, was es bedeutet, spirituelle Erleuchtung zu erreichen. Und in einem kleineren Rahmen stellen Sie sich zum Beispiel vor, wie Ihr Zuhause idealerweise möbliert und dekoriert werden könnte. Oder Sie malen sich aus, wie es wäre, Ihren Kleidungsstil radikal zu verändern, und wie Ihr Leben aussehen würde, wenn Sie es täten. Sie können auch daran arbeiten, Ihr Erinnerungsvermögen mit Gedächtnisübungen zu trainieren, regelmäßig Sport treiben oder meditieren, um mit dieser Methode innere Ruhe und Entspannung zu fördern sowie eine Verbindung zur spirituellen Welt zu finden. Nehmen Sie Ihre Umgebung bewusst wahr – achten Sie gezielt darauf, wie Sie sich darin bewegen und welche Wirkung Ihr Umfeld auf Sie hat.

Erwecken Sie Ihre Sinne

Selbst wenn Sie alles Mögliche getan haben, um Ihre Situation zu verändern, gibt es vielleicht manchmal Zeiten, in denen Sie sich einsam fühlen. Wenn die Einsamkeit Sie belastet, ist es manchmal am besten, den Geist auf etwas anderes auszurichten.

In solchen Momenten kann es überraschend tröstlich sein, die sinnliche Seite des Lebens zu erkunden.

Es gibt tausend Dinge, die Sie tun können, um Ihre Gedanken weg von Ihrem Kummer und in andere Bahnen zu lenken. So können Sie mithilfe Ihrer Sinne eine Reihe von intensiven Erfahrungen machen. Achten Sie genau auf die Bilder, Geräusche, Geschmackserlebnisse und Düfte, die Sie wahrnehmen. Genießen Sie zum Beispiel Ihren Tastsinn, indem Sie die Oberflächen der Möbel und anderer Objekte in Ihrem Zimmer berühren. Spüren Sie, wie glatt Seide, wie rau ungehobeltes Holz, wie flauschig eine Decke ist. Ertasten Sie, wie ungewöhnlich sich die Ränder eines Blattes anfühlen. Achten Sie bewusst auf Aromen im Essen: auf Süßes, Saures, Salziges und Scharfes. Und in Flüssigkeiten: Nehmen Sie den subtilen Geschmack von Wasser und die verschiedenen Geschmacksrichtungen von Säften und Likören wahr. Sie können auch genussvoll dem Klang einer bewegenden Sinfonie lauschen, dem gedämpften Rauschen langer Gräser im Wind, dem emsigen Treiben auf einer Straße. Oder Sie achten auf wohltuende Geräusche, wie den sanften Regen auf dem Dach oder das Zwitschern eines Goldfinken.

Betrachten Sie genau Ihre Hand und registrieren Sie die kleinsten Details: die Textur und Farbe sowie die Falten der Haut, die Form der Finger, die Farbe Ihrer Fingernägel, die Art und Weise, wie die Knöchel sich biegen und Ihre Finger sich strecken. Betrachten Sie die Handfläche mit ihren Linien und Furchen, jeden Finger und wie er sich mit den anderen bewegt, die Größe Ihrer Faust, die Kraft in Ihrem Arm. Schnuppern Sie an Ihrer Haut. Spüren Sie, wie weich oder rau sie ist, wie Ihre Hand als Ganzes zusammenpasst und wie sie im Vergleich mit der gesamten anderen Hand wirkt.

Wenn Sie nach draußen schauen – können Sie einen wunderbaren Sonnenaufgang oder Sonnenuntergang sehen, das Haus, Bäume, den Himmel, alles in interessanten Kombinationen, Farben und unterschiedlicher Intensität?

Erkunden Sie Ihren kinästhetischen Sinn. Nehmen Sie Ihren Körper unvoreingenommen wahr, die Art, wie Sie sein Gewicht tragen, wie Sie gehen und wie Sie sitzen, die Schmerzen und angenehmen Empfindungen, Ihre Haltung im Raum.

Begeben Sie sich in einen nahe gelegenen Garten oder einen Wald und kosten Sie mit allen Sinnen die sich ständig erneuernde Welt der Natur aus. Nehmen Sie an einer Weinprobe teil.

Durch die Ausrichtung auf äußere Dinge, Ereignisse und Situationen kann es Ihnen gelingen, Ihre Einsamkeitsgefühle etwas zu verringern.

Wenn wir die Einsamkeit bekämpfen wollen, sollten wir letztlich allerdings versuchen, die Ursachen zu erkennen, und uns bemühen, ihnen etwas entgegenzusetzen. Häufig lässt sich die Einsamkeit in ein wertvolles Alleinsein verwandeln oder in einen weniger leidvollen Zustand überführen. Die Liebe beziehungsweise das Zusammensein mit geliebten Menschen ist häufig die beste Therapie. Kreative Projekte, in denen wir aufgehen und denen wir enthusiastisch unsere Aufmerksamkeit und Energie widmen, können wie ein Lebenselixier wirken. Und schließlich können wir daran arbeiten, unsere Einsamkeitsgefühle auszuhalten, zu akzeptieren oder zu überwinden – und sie so weit zu kontrollieren, dass sie uns nicht runterziehen oder verhindern, dass wir im Alltag funktionieren. Wir haben unsere späteren Jahre erreicht, und allein diese Tatsache bedeutet, dass wir bereits viel gelebt haben. Daher gehören wir zu den faszinierendsten Menschen überhaupt und verfügen über einen großen inneren Reichtum, an dem wir andere Menschen und die Welt teilhaben lassen können, wenn wir ihn nur zum Vorschein kommen lassen.

Zwar mag die Einsamkeit zum Menschsein dazugehören, aber es gibt Mittel und Wege, sie abzufedern. Wir können nach einer neuen Beziehung zu einem Menschen suchen oder eine Verbindung, die sich gerade erst entwickelt, auf ein neues Level heben und aus einer Bekanntschaft eine Freundschaft entstehen lassen.

ICH UND DU (UND ANDERE): BEZIEHUNGEN

Im Alter kann es im Vergleich zu früher eine größere Rolle spielen, wie allein wir sind und wie viele Kontakte wir haben. Durch die Dynamik beim Aufbau eines Familienlebens und im Trubel des Arbeitsalltags waren wir in unseren jüngeren Jahren automatisch in Beziehungen eingebunden. Vielleicht wollen wir mittlerweile häufiger allein sein als früher oder genauer auswählen, mit wem wir uns umgeben. Andererseits sind wir vielleicht häufiger allein, als uns lieb ist, und wir erkennen, dass es schwierig sein kann, Kontakte zu knüpfen, die wir uns wünschen.

Bei den meisten von uns sorgen Beziehungen im späteren Leben für eine befriedigendere Existenz. Wir brauchen andere, um uns auszutauschen, um unsere Gedanken, Sorgen und Freuden mit ihnen zu teilen. Wir müssen Menschen in der Realität erleben, als lebendige Personen, die mit uns interagieren und somit unsere eigene Existenz bestätigen. Wir sind dankbar für unsere Beziehungen, weil wir dadurch Anerkennung und Wertschätzung erfahren. Sie bieten uns die Chance, tiefe Verbindungen zu anderen aufzubauen. Auf dieser Basis können wir unser Leben im Alter gestalten und stärken.

Beziehungen können viele verschiedene Formen annehmen: Sie sind dauerhaft oder kurzlebig, locker oder intensiv, oberflächlich oder vertraut, sporadisch oder konstant. Sie können bedeutend oder relativ unbedeutend sein, schwach oder stark, problematisch oder harmonisch, erst vor Kurzem entstanden oder seit Langem bewährt.

Einigen älteren Menschen genügt eine tiefe Freundschaft mit jemandem, der ihnen wichtig ist, um ihr Leben lebenswert zu machen. Andere brauchen zwar persönliche Beziehungen, aber sie reichen ihnen nicht für ein befriedigendes Leben. Sie benötigen noch etwas anderes: Sie wollen an einem Projekt arbeiten, sich einem spirituellen Interesse widmen, einer Gruppe oder Organisation beitreten, studieren oder sich anderweitig Wissen auf einem bestimmten Gebiet aneignen. Viele empfinden es als Fluch, keine engen, innigen Beziehungen zu haben, und das überschattet ihr gesamtes Leben. Umgekehrt wünschen sich manche Menschen weniger Beziehungen, die außerdem nicht so eng sind.

Trotz Problemen und Schwierigkeiten in Beziehungen wünschen sich die meisten von uns im späteren Leben eine intime Beziehung oder eine innige Freundschaft – ob mit dem gleichen oder dem anderen Geschlecht –, die uns etwas bedeutet und von Zuneigung, gegenseitigem Interesse, Respekt, Wertschätzung und Vertrauen geprägt ist. Wir alle sehnen uns nach Liebe, einer warmherzigen Verbindung und tiefen, positiven Gefühlen in unseren engen Beziehungen. Wir möchten, dass unser Wohlergehen unseren Partnern ebenso wichtig ist wie ihr eigenes und umgekehrt. Gemocht zu werden und jemandem wichtig zu sein, ist im späteren Leben eins unserer wichtigsten Bedürfnisse, das mit zunehmendem Alter eher stärker als schwächer wird. Innige Beziehungen sind insbesondere eine Quelle körperlicher

Zuneigung und Zärtlichkeit, die unser Selbstwertgefühl stärken und unser emotionales und physisches Wohlbefinden wesentlich fördern. Wenn wir zunehmend an unserer Attraktivität zweifeln und uns fragen, ob wir noch begehrenswert sind, brauchen wir Bestätigung. Idealerweise bekommen wir diese von unserem Partner, unseren Geschwistern, Nachbarn, Kindern, Enkeln und Freunden, die uns immer noch mögen und gerne mit uns zusammen sind.

Normalerweise wünschen wir uns in einer engen Beziehung eines oder mehrere der folgenden Dinge: Kameradschaft, menschliche Zuneigung, eine körperliche und sexuelle Verbindung. Zudem möchten wir uns ehrlich austauschen und den Partner an unseren tiefsten Gefühlen und Gedanken teilhaben lassen. Dazu gehört, die Bedürfnisse des anderen sensibel wahrzunehmen und bereit zu sein, sie zu erfüllen. Hoffentlich reagieren wir spontan auf den anderen, ermutigen, unterstützen und bestätigen einander, gehen respektvoll miteinander um und wollen, dass es dem anderen genauso gut geht, wie wir es für uns selbst wünschen.

Wenn wir uns die Art unserer Beziehungen bewusst machen und den Grund für unsere Einsamkeit erkennen, müssten wir in der Lage sein, Menschen zu finden, mit denen wir uns gerne gemeinsam auf unsere Wünsche und Ziele in dieser Lebensphase ausrichten möchten.

Probleme und Themen in Beziehungen

Es wäre überaus ungewöhnlich, wenn in einer Beziehung keine Probleme und Schwierigkeiten auftreten würden. Hier sind einige Themen, auf die wir häufig beim Knüpfen neuer Kontakte oder in bestehenden Beziehungen stoßen.

Egal, ob jemand weggegangen oder gestorben ist, nach dem Verlust eines engen Freundes oder eines nahen Verwandten, mit dem wir eine liebevolle, innige Beziehung hatten, haben wir vielleicht das Gefühl, dass er nicht ersetzt werden kann, und verspüren daher nicht einmal den Wunsch, jemanden zu finden, der so wie er sein oder die Lücke füllen könnte, die nun in unserem Leben klafft.

Im Laufe der Zeit kann es in unseren Beziehungen zu Unfrieden, Zerrüttung und Trennungen kommen. Vielleicht haben wir Menschen zurückgewiesen, mit denen wir befreundet waren, oder umgekehrt. Vielleicht haben wir uns von einem Sohn oder einer Tochter distanziert. Eine lange Beziehung kann sich so weit totlaufen, dass sie nicht mehr viel bedeutet und keiner mehr ein Interesse daran hat, weil beide Seiten sich voneinander entfernt haben. Vielleicht haben wir eine Beziehung beendet, weil es zu viele Konflikte und Feindseligkeit, zu viele erbitterte, wütende Auseinandersetzungen gab.

Wenn wir diese beendeten Beziehungen rückblickend betrachten, können wir uns fragen, ob wir etwas unternehmen möchten, um manche davon zu kitten oder zu erneuern. Falls ja, können wir überlegen, bei welchen eine Chance für einen Neuanfang besteht. Ist immer noch zu viel Verletzung, Enttäuschung, Ablehnung oder Misstrauen vorhanden? Oder sind diese Gefühle genügend abgeflaut, um einige Minischritte zu machen und die Beziehung wiederaufzubauen?

Wenn wir stimmige Beziehungen vermissen, spüren wir das manchmal intensiv. Vielleicht wissen wir nicht, was wir dagegen tun sollen und mit wem wir gerne Kontakt hätten. Möglicherweise sind wir nicht sicher, ob wir Beziehungen aufbauen oder aufrechterhalten können. Wie erkennen wir Menschen, die uns interessieren könnten, wie finden wir sie und wie kommen wir mit ihnen in Kontakt? Würde es uns helfen, unseren Wunsch gegenüber einem Außenstehenden zu äußern, der uns dabei unterstützen könnte? Gibt es überhaupt jemanden, der uns helfen könnte?

Vielleicht mangelt es uns an der nötigen Motivation, um Beziehungen aufzubauen, obwohl ein Teil von uns es gerne möchte. Schüchternheit, Angst vor Ablehnung, frühere Misserfolge und ein geringes Selbstwertgefühl können uns im Weg stehen, sodass wir glauben, andere würden sich nicht für uns interessieren. Wir denken vielleicht, wir bräuchten viel Energie, um eine Beziehung aufzubauen, haben aber gleichzeitig das Gefühl, unser Energieniveau sei zu schwach. Was immer uns auch blockieren mag, wir können uns bemühen, die Hindernisse zu überwinden.

Vielleicht wissen wir nicht, ob wir überhaupt eine Beziehung wollen. Oder wir versuchen, Kontakte zu knüpfen, doch es gelingt uns nicht. Wir werden von Menschen abgelehnt, mit denen wir gerne Kontakt hätten, und weisen diejenigen zurück, die auf uns zugehen. Und wir verstehen nicht so recht, warum es nicht funktioniert.

Vielleicht sind unsere vorhandenen Beziehungen unbefriedigend, weil beide Seiten im Moment nicht zueinander passen oder weil wir den anderen langweilig finden. Oder die Beziehung hat für uns keine Bedeutung, weil sie zu oberflächlich ist – weil zu wenig emotionale Tiefe oder zu wenig Verständnis vorhanden ist.

Manchmal gibt es zu viele Konflikte und Missverständnisse, zu viele Vorwürfe, Schuldzuweisungen und eine ungeklärte Verbitterung zwischen uns und dem anderen. Wir sind zu fordernd oder die andere Person erwartet zu viel von uns. So oder so ist nicht genug Liebe, Anteilnahme, Wärme und Engagement vorhanden. Daher bekommen wir nicht, was wir uns wünschen.

Es kann sein, dass wir nicht genug Freiraum innerhalb der Beziehung haben und uns daher eingeengt fühlen oder dass wir uns nicht auf die andere Person verlassen können, wenn wir sie brauchen. Vielleicht basiert die Beziehung auf zu viel Unaufrichtigkeit und Scheinheiligkeit. Oder sie ruft aus irgendeinem unbekannten Grund Angst oder Unbehagen bei uns hervor.

Manchmal haben wir uns die Beziehung nicht frei ausgesucht, weil sie uns aufgezwungen oder aufgebürdet wurde oder weil wir uns verpflichtet fühlen, sie aufrechtzuerhalten. Und nun wollen wir uns davon befreien, wissen aber nicht genau, wie wir es anstellen sollen.

Wenn die Beziehung schon lange besteht, kann sie wie auf Autopilot dahinlaufen. Sie basiert mittlerweile auf Gewohnheit und Routine. Wir empfinden dabei nicht mehr viel Freude oder Begeisterung, trotzdem sind wir unsicher, ob wir sie beenden wollen. Vielleicht brauchen wir die Beziehung, weil wir vom anderen abhängig sind, und gleichzeitig fühlen wir uns mit dieser Abhängigkeit nicht wohl. Obwohl wir uns eventuell nur noch vom anderen geduldet fühlen, macht es uns Angst, wenn wir uns den Verlust dieser Beziehung vorstellen. Wir haben das Gefühl, etwas Wertvolles zu verlieren, das der andere uns bietet, oder dass uns etwas fehlen wird, wenn wir die Beziehung aufgeben.

In Beziehungen kann es viele ungelöste Probleme geben. Sie sind uns vielleicht nicht einmal bewusst, aber wir spüren, dass manches ungeklärt ist. Oder wir wissen, wo die Probleme liegen, können aber nicht darüber sprechen, weil der andere sich sofort angegriffen fühlt oder es nicht verstehen würde. Möglicherweise haben wir die Schwierigkeiten erkannt, aber es gelingt uns nicht, sie erfolgreich zu überwinden.

Unser Wunsch nach Ruhe und Ungestörtheit und einige

unserer persönlichen Eigenheiten können es uns schwer machen, die Gesellschaft anderer zu ertragen. Das schränkt die Art unserer Kontakte ein. Andererseits können wir auch *zu viele* Beziehungen haben und zu viele Menschen zu häufig treffen und daher letztlich den Eindruck bekommen, wir hätten nicht genug Zeit, um zu entspannen und unbehelligt nur für uns selbst zu sein.

Wir können über diese Dinge nachdenken, unsere aktuellen Beziehungsprobleme ermitteln und uns selbst fragen, was wir – wenn überhaupt – diesbezüglich unternehmen möchten. Wir können den besten Weg finden, um uns damit zu arrangieren – es einfach gut sein lassen, die Probleme angehen, sie ignorieren oder leugnen, sie miteinbeziehen oder versuchen, sie zu überwinden beziehungsweise sie zu lösen.

TEILNAHME UND RÜCKZUG

Ob wir am sozialen Leben teilnehmen oder uns davon zurückziehen, hängt zum Teil von den Beziehungen ab, die wir haben oder uns wünschen. Und zum Teil hängt es davon ab, wie motiviert wir sind, uns aktiv in der Gesellschaft einzubringen.

Im späteren Leben haben wir unterschiedliche Neigungen. Einerseits möchten wir uns ins Privatleben, in unseren eigenen Kokon zurückziehen, uns von gesellschaftlichen Aktivitäten lösen und zurückgenommener, mehr allein und mit uns selbst beschäftigt sein. Andererseits fühlen sich viele von uns stärker dazu hingezogen, Teil einer Gruppe oder Gemeinschaft zu sein oder an politischen Aktivitäten teilzunehmen. Aufgrund von mehr Freizeit können wir uns gesellschaftlich engagieren, was zeitlich nicht möglich war, als wir in unserem Leben noch stärker eingespannt waren. Verschiedene Menschen fühlen sich von diesem oder jenem angezogen, und vielleicht spüren wir gegensätzliche Impulse, die uns in entgegengesetzte Richtungen ziehen.

Erleben Sie eine Spannung zwischen dem Wunsch, einerseits weniger am gesellschaftlichen Leben teilzunehmen und andererseits stärker darin eingebunden zu sein? Wollen Sie sich von Projekten mit anderen Menschen zurückziehen und sich gleichzeitig darin einbringen? Führt eine gewisse Lustlosigkeit oder ein Desinteresse zu der Haltung: »Warum soll ich mir die Mühe machen« oder »Ich habe eigentlich keine Lust, dabei mitzumachen«? Oder sind Sie ganz erpicht und begierig darauf »loszulegen«, neue Aktivitäten und Unternehmungen in Angriff zu nehmen und vor allem, daran mitzuwirken, eine soziale Gemeinschaft aufzubauen? Begeistern Sie sich für soziale, politische, wirtschaftliche Aktivitäten sowie Freizeitunternehmungen? Wie sieht die Balance in Ihrem Leben aus? Inwieweit halten Sie sich aus Aktivitäten heraus, wann ziehen Sie sich davon zurück und inwiefern engagieren und interessieren Sie sich insgesamt für die Welt? Vielleicht fühlen Sie sich hin- und hergerissen zwischen der Teilnahme an Gruppenaktivitäten, sozialem Engagement oder Projekten, die zum Wohlergehen anderer beitragen, und einer distanzierten, unbeteiligten Haltung, mit der Sie sich dagegen sträuben, sich überhaupt einzubringen. Etwas mit einer Gruppe zu machen, basiert auf unserer Lebensenergie, unserer Motivation, Neugier und dem Wunsch, in ein kollektives Leben eingebunden zu sein und etwas dazu beizutragen. Andererseits entsteht der Wunsch, distanziert und unbeteiligt zu bleiben, möglicherweise aufgrund unserer Passivität, unserer nachlassenden Energie und unserer Gleichgültigkeit gegenüber dem gesellschaftlichen Geschehen. Die Spannung, die ich erlebe, rührt zum einen daher, dass ich passiv bin und nichts mit anderen unternehme, da ich keinerlei Wunsch habe, mich anzustrengen, sondern eher auf Komfort und Entspannung aus bin; zum anderen bin ich beschäftigt und möchte mich anderen gegenüber mit meiner Zeit und Energie nicht verpflichten. Doch gleichzeitig stehe ich morgens enthusiastisch auf, voller Bereitschaft, mich den Projekten zu widmen, die ich mir ausgesucht habe, und mich gemeinsam mit anderen für etwas zu engagieren, das ihnen und mir wichtig ist.

Viele von uns haben die Möglichkeit, sich bewusst zu entscheiden, ob sie gemeinsam mit anderen in einer Gruppe aktiv werden oder sich heraushalten. Wir können wählen, ob wir Gruppen angehören oder nicht angehören wollen – indem wir wenig oder nichts dazu beitragen, was der Gesellschaft nützt, oder uns im Gegensatz dazu in einer Gruppe, Gemeinschaft oder der Gesellschaft insgesamt engagieren.

Falls Sie beschlossen haben, stärker am gesellschaftlichen Leben teilzunehmen, finden Sie hier ein paar Ideen, die Ihnen bei der Entscheidung helfen, in welche Richtung es gehen könnte und auf welche Weise Sie einen Beitrag für andere leisten möchten.

Sie könnten einer Gruppe beitreten, die sich über die Tagesnachrichten unterhält, oder sich einer wöchentlichen Gebetsgruppe anschließen. Vielleicht machen Sie sich zunehmend Sorgen über den Klimawandel und die fortschreitenden Schäden unserer Umwelt. Falls das zutrifft, könnten Sie sich über Umweltschutzgruppen informieren, die gegen die Verschmutzung und Zerstörung unserer natürlichen Ressourcen kämpfen.

In unserer Gesellschaft gibt es so viele soziale, politische und wirtschaftliche Probleme, daher können Sie leicht eine Möglichkeit finden, um sich einzubringen. Sie könnten es zum Beispiel als sehr befriedigend empfinden, als Leihoma oder Leihopa für ein Kind ohne Großeltern da zu sein oder ein benachteiligtes Kind beim Lernen zu unterstützen. Sie können Mitglied einer Umweltorganisation werden, die sich für den Stopp von Nukleartests einsetzt, oder einer politischen Gruppe beitreten, um sich für die Wahl von Kandidaten oder eine Partei zu engagieren.

Vielleicht kann Ihre Gemeinde Ihre Unterstützung gut gebrauchen. Könnten Sie an einer Straßenkreuzung ein Schülerlotse für Grundschüler sein? Oder Führungen in einem regionalen Museum anbieten? Oder unentgeltlich in einem Krankenhaus tätig sein? Bei einem Resozialisierungsprogramm für Jugendliche mitwirken, die Probleme haben? Ehrenamtlich bei einer Telefonseelsorge arbeiten? Einen Kunsthandwerkkurs nach der Schule leiten? Gemeindezentren bieten viele Programme und Gruppenaktivitäten für Senioren an, die Ihnen physisch, psychisch sowie in sozialer Hinsicht guttun könnten. Und falls es so etwas nicht in Ihrer näheren Umgebung gibt, was wäre nötig, um selbst eine solche Gruppe ins Leben zu rufen?

Werden Sie Mitglied einer Gemeinschaft, die ein Ziel mit einem humanitären Zweck verfolgt. Vielleicht fördert das Ihre eigene Menschlichkeit und Sie bekommen die Möglichkeit, andere in ihrer Menschlichkeit zu bestärken. So empfinden Sie sich in einer Weise als Mitglied einer Gemeinschaft, wie Sie es zuvor vielleicht noch nie erlebt haben.

DER REALITÄT INS AUGE SEHEN – ODER NICHT

Es gibt manchmal Zeiten und Situationen, in denen wir unschlüssig sind, ob wir uns mit einer bestimmten Realität befassen oder sie vermeiden sollen – ob wir uns mit ihr konfrontieren und arrangieren oder sie ignorieren.

Setzen Sie sich aufgrund Ihrer generellen persönlichen Haltung mit der Realität auseinander oder vermeiden Sie es eher? Angesichts der vielen Realitäten, denen wir uns entgegenstellen müssen, kann eine bestimmte davon für uns manchmal eine Herausforderung sein, und zwar in Bezug darauf, inwiefern wir uns damit beschäftigen oder ob wir es überhaupt tun möchten. Wenn wir uns selbst und unsere Veranlagungen kennen und wissen, unter welchen Bedingungen wir eine Realität verdrängen oder sie reflektieren, kann uns das helfen, mit einer besonders verwirrenden oder schwierigen Situation klarzukommen.

Es gibt viele Realitäten, mit denen wir uns konfrontieren und jeden Tag zurechtkommen müssen, um in der Welt zu funktionieren. Es gibt zudem viele Realitäten, die wir jeden Tag verdrängen, leugnen, ignorieren oder vor denen wir flüchten – weil sie unangenehm, belastend oder einfach zu schwer zu ertragen sind. Wenn wir keinen allzu teuren Preis wegen unseres Vermeidungsverhaltens bezahlen müssen, werden wir der jeweiligen Realität wahrscheinlich weiterhin aus dem Weg gehen.

Den Kern einer Realität verstehen

Bevor Sie sich mit einer Realität auseinandersetzen können, müssen Sie wissen, worum es geht. Manchmal ist es ziemlich offensichtlich oder es lässt sich leicht herausfinden. Wenn die Situation verwirrend oder ungewiss ist – zum Beispiel, wenn nicht eindeutig ist, ob Sie tatsächlich eine gewisse geistige Klarheit verloren haben –, besteht die erste Aufgabe darin, zu beobachten, zu prüfen und dann, so gut Sie können, zu bewerten, was ist, bis Sie zu einem vorläufigen Schluss kommen, wie die Realität aussieht und wie diese sich auf Sie auswirkt.

Ein wichtiges neues Ereignis in unser Bewusstsein dringen zu lassen, kann lediglich der erste Schritt von etwas sein, das sich bei der Auseinandersetzung mit der Realität als komplexer Prozess entpuppt. Zu diesem Prozess gehören eine Reihe von Fragen: Ist es eine unmittelbare und dringende Realität (zum Beispiel ein gebrochenes Bein) oder handelt es sich um eine Situation, bei der kein sofortiges Handeln erforderlich ist (wie etwa bei einem leichten Husten oder Schnupfen)?

Ist es ein vorübergehender Zustand (wie ein Niednagel, eine Erkältung, eine leichte Verbrennung am Handgelenk) oder ist es mehr oder weniger ein Dauerzustand (etwa eine chronische Krankheit)? Das heißt, wird diese Situation sich wieder auflösen oder bestehen bleiben?

Ist die Realität etwas völlig Neues (zum Beispiel Unsicherheit und Gleichgewichtsprobleme beim Gehen)? Oder handelt es sich um etwas, das Sie bereits von früher kennen, was zwischendurch aber verschwunden war und nun wiedergekommen und Ihnen daher bekannt ist (zum Beispiel Schwächeanfälle)? Gefährdet es Ihre Gesundheit und Sicherheit grundlegend (wie zum Beispiel schwindendes Augenlicht aufgrund einer Makuladegeneration)?

Tritt die Realität in einer milden oder schweren Form auf? Lässt sich etwas daran ändern (zum Beispiel bei einer Verbrennung an Ihrem Arm)? Oder ist es unmöglich, etwas dagegen zu tun (zum Beispiel bei schwindendem Sehvermögen aufgrund einer Makuladegeneration)? Wenn es möglich ist, etwas dagegen zu unternehmen, möchten Sie es selbst versuchen oder sollte jemand anderer aktiv werden? Fordern Sie denjenigen dazu auf oder muss diese Person selbst die Initiative ergreifen?

Oder möchten Sie das Ganze auf irgendeinen Zeitpunkt in der Zukunft verschieben?

Egal, ob wir uns eine Realität aussuchen, ob sie uns aufgezwungen wird oder das Ergebnis eines Unfalls ist, sie zwingt uns zu der Entscheidung, welche Haltung wir ihr gegenüber einnehmen und was wir tun werden.

Entscheiden, ob wir uns einer Realität stellen

In manchen Fällen treffen wir keine bewusste Entscheidung, wenn wir einer Realität aus dem Weg gehen. Es geschieht außerhalb unserer Wahrnehmung, und wir verdrängen sie unbewusst, bis sie sich massiv in unser Bewusstsein drängt. Manchmal treffen wir eine bewusste oder halb bewusste Entscheidung, um eine Realität zu vermeiden. In diesem Fall sollten wir eine Reihe von Überlegungen anstellen, um abzuwägen, ob wir uns mit der Realität befassen.

Eine Realität kann so überwältigend, dauerhaft und aufdringlich sein, dass wir sie zur Kenntnis nehmen müssen (obwohl wir diesbezüglich vielleicht trotzdem nichts *unternehmen*)! In welchem Maß die Realität starke Emotionen wie etwa die Angst um unser Wohlergehen und unser Überleben oder überbordende Verzweiflung hervorruft, wird unsere Entscheidung ebenso beeinflussen wie das Ausmaß der Schmerzen oder des Leids, das die Realität bei uns auslöst.

Wie häufig – ständig oder nur zu einer bestimmten Zeit – sollten Sie sich mit einer bestimmten Realität auseinandersetzen? Was sind die Konsequenzen jeder Option? Ist Ihr Handeln oder Ihre Inaktivität zu Ihrem Besten? Mit anderen Worten, welchen physischen, emotionalen, ökonomischen oder sozialen

Preis werden Sie bezahlen, wenn Sie sich jetzt oder erst später mit der Realität konfrontieren? Ist im Moment die beste Situation gegeben und befinden Sie sich am besten Ort, um sich damit zu befassen? Ist es der richtige Zeitpunkt dafür? Welche Haltung in Bezug auf die Realität ist für Sie am angenehmsten und schenkt Ihnen den größten Seelenfrieden?

Hier sind einige wichtige Realitäten im Alter, die Sie möglicherweise in Betracht ziehen sollten: Sie können sich der Realität, wer Sie sind, stellen oder ihr aus dem Weg gehen. Wenn Sie beschließen, sich ehrlich damit zu befassen und sich zu betrachten, erkennen Sie vielleicht, dass Sie besser abschneiden, als Sie dachten! Vielleicht sind Sie anderen gegenüber freundlicher und zugewandter. Aber Sie könnten auch feststellen, dass manche Dinge schlechter sind als gedacht. Möglicherweise lassen Sie sich stärker gehen und sind anderen gegenüber ablehnender oder gleichgültiger – unfreundlicher.

Sie können die Realität des Älterwerdens zur Kenntnis nehmen, verdrängen oder verleugnen. Wenn Sie es sich bewusst machen, haben Sie die Möglichkeit, die körperlichen und emotionalen Anpassungen vorzunehmen, die angesichts Ihres sich verändernden Zustands erforderlich sind. Allerdings kann eine solche Auseinandersetzung mit dem Alter Sorgen, Ängste und ein Gefühl der Hilflosigkeit hervorrufen. Auf der anderen Seite kann das Verleugnen oder Verdrängen Sorgen oder Ängste abwehren oder sie zumindest für eine kleine Weile und häufig sogar für viel länger aufschieben.

Sie können sich der Realität einer Krankheit oder Behinderung stellen oder sie verdrängen. Im ersten Fall nehmen Sie Ihre Krankheit oder Behinderung zur Kenntnis, akzeptieren sie und können versuchen, diesbezüglich aktiv zu werden. Sie können auch eine bestimmte Haltung entwickeln und Ihren Gefühlszustand anpassen, um abzuwehren, dass die Beeinträchtigung Ihr Leben dominiert. Wenn Sie es hinauszögern, Ihre Krankheit zur Kenntnis zu nehmen, oder diese gänzlich leugnen, könnte Sie das daran hindern, nötige Maßnahmen zu ergreifen, bis es vielleicht zu spät ist.

Die Auseinandersetzung mit der Realität unseres eigenen Todes kann zu Sorgen und Angst führen, aber ebenso zur Akzeptanz oder zu einer Vorbereitung darauf, ohne uns zu viele Sorgen zu machen oder ein zu großes Unbehagen zu empfinden. Es kann aber auch all diese Dinge zu unterschiedlichen Zeiten auslösen. Eine Verleugnung kann unterschiedlich aussehen: Wir können unbewusst daran glauben, dass wir unsterblich sind und der Tod uns nicht ereilen wird. Vielleicht denken wir, dass er noch weit entfernt ist und wir uns jetzt aktuell keine Sorgen darüber machen müssen.

Der Realität begegnen

Wenn wir uns mit einer Realität auseinandersetzen, richten wir uns darauf aus und nehmen sie so zur Kenntnis, wie sie ist. Wir lassen sie voll und ganz in unser Bewusstsein dringen und reagieren auf irgendeine Art und Weise darauf. So können wir uns damit beschäftigen, damit ringen, auf unsere eigene Weise damit fertigwerden und schließlich so damit umgehen, wie es uns am besten möglich ist.

Grundsätzlich hängt Ihre Entscheidung, auf welche Weise Sie einer Realität begegnen, davon ab, wie sie aussieht und welche unmittelbaren und potenziellen Konsequenzen sie für Ihr Leben hat.

Sie können sich direkt damit konfrontieren und versuchen, etwas zu unternehmen (zum Beispiel wegen eines schmerzenden Ohrs, das sich entzündet anfühlt, zum Arzt gehen). Oder Sie versuchen, mit einer Realität klarzukommen, die sich nicht verändern lässt (wenn das Ohr zum Beispiel geschädigt ist, Sie deshalb schwerhörig sind und ein Hörgerät brauchen).

Sie können sich einer Realität auch langsam, Schritt für Schritt nähern und sie nach und nach innerlich verarbeiten. Nehmen wir zum Beispiel an, bei einem guten Freund wurde Krebs diagnostiziert und er hat nur noch sechs Monate zu leben. Zunächst können Sie es nicht glauben – sein Aussehen und sein Verhalten wirken so vital und energievoll. Dann lässt der erste Schock nach, und allmählich dringt die Vorstellung seines bevorstehenden Todes zu Ihnen durch, da er immer schwächer und blasser wird.

Sie können einer Realität mit Missachtung begegnen und versuchen, sie abzuwehren. Etwa indem Sie sich sagen: »Es ist mir so was von egal, ob ich eine Lungenentzündung habe; ich gehe trotzdem raus.« Gleichzeitig können Sie eine andere Realität akzeptieren, wie sie ist: indem Sie tatsächlich etwas glauben, was Sie zuvor abgestritten oder abgelehnt haben oder was nicht vorhanden war. Nun nehmen Sie es wahr und verarbeiten es und akzeptieren es als etwas, das unausweichlich ist – und entweder Sie unternehmen diesbezüglich etwas oder nicht. Zum Beispiel, wenn Sie sich schließlich und endlich damit arrangieren, dass Ihr Ehepartner von zu Hause ausgezogen ist.

Mein Asthma ist ein Teil von mir. Damit muss ich leben. Wir akzeptieren, dass eine Realität zu uns gehört.

Der Realität aus dem Weg gehen

Der US-amerikanische Lyriker T. S. Eliot meinte einmal: »Die Menschheit kann nicht sehr viel Realität ertragen.« Wir könnten daher annehmen, dass es häufig zur Verleugnung und Verdrängung von ihr kommt und es nicht einmal allzu schlecht ist. Manchmal kann es uns weitgehend aufrechterhalten und unsere Ängste in Schranken halten. Aber manchmal ist eine Verleugnung oder Verdrängung schädlich, weil gesundheitliche Probleme oder Situationen sich verschlimmern können, wenn wir uns ständig weigern, sie zur Kenntnis zu nehmen. Es geht darum zu erkennen, inwieweit und unter welchen Bedingungen die Vermeidungstaktik oder das Verleugnen funktioniert, angemessen und nicht zu riskant ist. Manchmal hat es einen Sinn, die Realität zu verzerren, zu verdrängen oder zu leugnen. Wir bewahren uns unser Selbstwertgefühl, sind der Meinung, dass wir recht haben, und es hilft uns dabei, uns selbst in einem günstigeren Licht zu sehen – in einer Situation, die eher dem entspricht, was wir uns wünschen. Positive Illusionen können uns Hoffnung für die Zukunft schenken, eine Gemütsverfassung voll positiver Erwartungen fördern und uns helfen weiterzumachen. Die Frage ist, wie lange und wie gut wir uns diese Hoffnung bewahren können. Wir können nicht vorhersagen, wann die Illusion zerstört wird. Wenn das geschieht, kann sich die Hoffnung in Verzweiflung verwandeln. Manchmal kann es auch zu einer haltlosen Flucht vor der Realität kommen.

Bei vielen von uns ist der erste Impuls, eine überaus unangenehme Realität zu vermeiden oder zu ignorieren. Dabei gehen wir ihr unterschiedlich stark aus dem Weg. Wir können uns bewusst und entschlossen weigern, sie zu akzeptieren. So war bei mir vor einer Reise nach China eine chronische Bronchitis diagnostiziert worden. Mir wurde gesagt, dass chinesische Städte extrem von Umweltverschmutzung betroffen seien und ich eine Verschlimmerung meines Zustands riskiere, wenn ich dorthin fahre. Ich beschloss, diese Warnung zu ignorieren, machte die Reise und bekam Asthma.

Wir können die Realität auch unbewusst und naiv verdrängen. Zum Beispiel, wenn uns überhaupt nicht auffällt, dass wir schlechter sehen, jemand uns darauf aufmerksam macht und wir es spontan bestreiten. Manchmal zögern wir es auch hinaus, uns mit der Realität zu konfrontieren – zum Beispiel, wenn wir nicht zum Arzt gehen, obwohl wir seit einigen Monaten ständige Bauchschmerzen haben. Oder wir nehmen manchmal vage wahr, dass wir schlechter hören, vergessen es jedoch die meiste Zeit, ignorieren es oder tun so, als wäre nichts. Wenn wir uns mit einer bestimmten Realität auseinandersetzen oder sie uns extrem aufgedrängt wird, können wir solche Angst haben, dass wir davor flüchten und uns weigern, sie als real zu akzeptieren – zum Beispiel bei einem positiven HIV-Test. Oder wir weigern uns, den Verlust eines Talents oder einer Fähigkeit anzuerkennen. Zum Beispiel, wenn eine Balletttänzerin oder Opernsängerin nicht mehr so gute Leistungen erbringt wie zuvor und dennoch darauf besteht, weiterhin aufzutreten – mit unguten Folgen.

Unsere Aufgabe besteht letztlich darin, bei der Auseinandersetzung mit der Realität und deren Verdrängung die optimale Balance zu finden. Angesichts jeder Realität müssen wir entscheiden, ob, wie, wann, wo und mit wem wir uns damit auseinandersetzen oder dem Ganzen ausweichen. Häufig entsteht eine Spannung zwischen der Konfrontation mit der Realität, also dem Wissen, worum es geht und was es bedeutet, und der Frage, ob wir diesbezüglich etwas unternehmen wollen, sofern es möglich und nötig ist. Falls es *nicht* möglich und nötig ist, etwas zu unternehmen, wissen wir zumindest, wo wir angesichts dessen, was real ist, stehen. Und wenn wir einer Realität ausweichen, die nicht verändert werden kann (oder muss), verringern wir – vielleicht vorübergehend, vielleicht auf unbestimmte Zeit – die Angst, den Stress und die Verwirrung, die damit einhergehen. Wir treffen die bewusste Entscheidung, eventuelle negative Konsequenzen in Kauf zu nehmen, um in der Gegenwart besser und stressfreier zu funktionieren.

ABHÄNGIGKEIT UND SELBSTSTÄNDIGKEIT

Die meisten von uns möchten im Alter die Kontrolle über ihr Leben behalten und genauso für verschiedene Dinge zuständig sein wie in jüngeren Jahren. Wir möchten so viel Verantwortung für uns selbst übernehmen, wie wir können: Wir möchten unsere eigenen Entscheidungen treffen, autonom sein, unsere eigenen Pläne umsetzen, ohne fremde Hilfe körperlich mobil sein, geistig rege bleiben und uns dazu anhalten, aktiv zu sein. Wir möchten die Dinge tun, die nötig sind und die wir gerne machen wollen, mit Menschen in Kontakt bleiben, die wir selbst auswählen, und uns konstruktiv mit Projekten beschäftigen, die wir umsetzen wollen. Wir möchten die Kontrolle haben, unabhängig, selbstständig sowie in Verbindung mit anderen sein und selbstbestimmt agieren.

Vielleicht sind Sie wütend angesichts Ihrer Abhängigkeit, vielleicht kapitulieren Sie verzweifelt oder akzeptieren es gelassen. Aber zunehmende Abhängigkeit und die Notwendigkeit, Hilfe in Anspruch zu nehmen, sind unvermeidlich, wenn wir älter werden.

Die Aufgabe besteht für uns alle darin, richtig einzuschätzen, in welchen Bereichen wir abhängig sind und wie viel sowie welche Hilfe wir in Anspruch nehmen sollten. Manchmal zeigt uns die Tatsache, dass wir manche Dinge nicht mehr so gut bewältigen, dass wir eine gewisse Abhängigkeit akzeptieren sollten. Daher ist die Herausforderung, eine realistische und stimmige Balance zwischen Abhängigkeit und Selbstständigkeit zu finden, die unserem Zustand und unseren Fähigkeiten entspricht. Zudem müssen wir eine Gratwanderung zwischen zu großer Abhängigkeit und unbesonnener Selbstständigkeit hinbekommen. Darüber hinaus sollten wir die Balance im Laufe der Zeit überprüfen und nachjustieren, wenn sich unsere körperliche Verfassung, unser Gefühlszustand oder äußere Umstände ändern. Schwierig wird es, wenn wir unsere Fähigkeiten nicht genau einschätzen können und unsicher sind, welche Art und wie viel Hilfe wir benötigen und von wem. Wer außer wir selbst soll das beurteilen? Können wir unserem eigenen Urteilsvermögen trauen und können wir uns auf jemand anderen verlassen, der uns bei dieser Einschätzung unterstützt?

Ich habe festgestellt, dass es aufgrund unserer Gemütsverfassung häufig zu einem Konflikt kommt. Und zwar zwischen der offensichtlichen Notwendigkeit, Hilfe in Anspruch zu nehmen, und unserer Weigerung, uns helfen zu lassen oder uns überhaupt einzugestehen, dass es nötig ist. Ein ähnlich gelagerter Konflikt kann entstehen, wenn wir aufgrund unserer Einstellung glauben, wir seien nicht dazu in der Lage, eine Aufgabe zu bewältigen, unsere Fähigkeiten – würden sie getestet – in der Realität aber zeigen würden, dass wir viel mehr tun können, als wir gedacht haben. Im ersten Fall haben wir mit einer übertriebenen Unabhängigkeit und Selbstständigkeit zu tun; in letzterem mit übertriebener Abhängigkeit und Hilfsbedürftigkeit.

Der Preis der Sturheit

Ich erinnere mich an meine starke Abneigung dagegen, Steroide zu nehmen. Als ich Asthma bekam, empfahl mein Lungenfacharzt mir dringend, Steroide sowie weitere Medikamente zu nehmen, um mein Asthma zu kontrollieren. Doch ein Psychologe, der selbst Asthma hatte und Menschen mit dieser Krankheit mithilfe einer Verhaltenstherapie behandelte, riet mir aufgrund der stark abhängig machenden Wirkung von Steroiden davon ab, sie zu nehmen. Er war davon überzeugt – und konnte gut belegen –, dass man nie mehr ohne Steroide auskommen werde, wenn man einmal damit anfange und sie eine Zeit lang einnehme. Je nachdem, wie hoch die tägliche Dosis sei und wie viele Jahre man sie nehme, könnten Steroide langfristig gesehen eine starke negative Wirkung auf verschiedene innere Organe haben. Ich nutzte den Rat des Psychologen, um meine eigene Abneigung zu untermauern, und lehnte die Steroide in den ersten neun Monaten, nachdem ich Asthma bekommen hatte, ab. Mit dem Ergebnis, dass ich sehr darunter litt. Während dieser neun Monate hatte ich mehrere Asthmaattacken und musste zweimal in die Notaufnahme und zweimal stationär ins Krankenhaus. Ich haderte mit dem Entschluss. Im Alter von siebenundsechzig musste ich zum ersten Mal in meinem Leben entscheiden, ob ich den ersten Schritt in eine lebenslange Abhängigkeit von einem Medikament machen sollte. Nach neun Monaten war klar, dass ich die Steroide nicht länger ablehnen konnte, wenn ich auf irgendeine akzeptable Weise leben wollte – beziehungsweise wenn ich überhaupt leben wollte, da die Attacken immer heftiger und häufiger wurden. Da mein Arzt darauf bestand, willigte ich schließlich ein, es mit fünf Milligramm Prednison zu versuchen. Das Medikament veränderte die Auswirkungen meiner Krankheit erheblich. Ich konnte damit fast wieder normal sein. Also gab ich nach. Ich war nicht erpicht darauf oder glücklich darüber, aber zumindest akzeptierte ich die Steroide mit einer gewissen Erleichterung und rechnete damit, auf unbestimmte Zeit abhängig von ihnen zu sein.

Hilfe dankbar annehmen

Es gibt Zeiten, in denen eine vorübergehende Abhängigkeit angemessen ist.

Ich kam einmal mit zwei schweren Koffern, die am Flughafen bei der Gepäckausgabe abzuholen waren, aus dem Urlaub zurück. Außerdem hatte ich ein paar leichte Gepäckstücke aus dem Flugzeug bei mir. Mein Sitznachbar im Flugzeug, ein Mann im mittleren Alter, mit dem ich mich sehr gut unterhalten hatte, bot mir an, meine Koffer vom Gepäckband zu holen und sie für mich zu einem Taxistand zu bringen. Mein erster Gedanke war: *Das schaffe ich schon. Ich brauche seine Hilfe wirklich nicht. Er hält mich bestimmt für einen schwachen, asthmatischen alten Mann mit Rückenproblemen.* Von den beiden körperlichen Beeinträchtigungen war bei unserer Unterhaltung die Rede gewesen. Ein zweiter Gedanke schloss sich rasch an: *Es wird schon schwierig sein, mit dem ganzen Gepäck alleine fertigzuwerden, und er wirkt sehr hilfsbereit. Ich werde seine Hilfe annehmen, da er tatsächlich mehr Kraft hat.* Also ließ ich ihn mein Gepäck tragen und dankte ihm von Herzen. Und er schien sich über meine Dankbarkeit sehr zu freuen.

Selbst wenn es gute Gründe gibt, Hilfe anzunehmen, sollten wir mit bestimmten emotionalen Schwierigkeiten rechnen, die mit geringerer Selbstständigkeit und größerer Abhängigkeit einhergehen. Zunächst haben wir verstärkt das Gefühl von Machtlosigkeit und spüren, dass wir eine gewisse Kontrolle verlieren. Darauf folgt häufig ein geringeres Selbstbewusstsein und das Gefühl, als Mensch nicht zu genügen. Wenn Sie eine unabhängige und selbstbestimmte Person waren, ist es nicht leicht, die Kontrolle abzugeben (oder sie sich aus den Händen nehmen zu lassen). Es ist schwer, sich in die Hände von Pflegern, Behörden oder von Experten zu begeben oder sich von einem Mittel, wie zum Beispiel einem Medikament, kontrollieren zu lassen, besonders wenn Sie Ihr ganzes Leben lang Wert auf Unabhängigkeit gelegt haben. Ihr innerer Protest macht sich vielleicht laut und deutlich bemerkbar – zum Beispiel anhand verschiedener Manifestationen von Verleugnung, Widerstand und Ablehnung –, bevor Sie schließlich einlenken. Es kann eine Zeit dauern, bis Sie Ihre Abhängigkeit verarbeitet haben und damit klarkommen. In der Zwischenzeit werden Sie vielleicht von der Vorstellung verfolgt, hilflos zu sein, oder von Ängsten geplagt, teilnahmslos oder dement zu werden. Einschränkungen bezüglich Ihrer Unabhängigkeit und der Kontrolle über Ihr Leben können zu Frustration und Wut führen und Sie dazu veranlassen, sich gegen Ihre Abhängigkeit zu wehren, und zwar auf angemessene und unangemessene Weise. Sie können versuchen, Ihre Abhängigkeit zu kaschieren oder zu minimieren. Die quälende Frage ist, wie viel Abhängigkeit und welche Formen der Abhängigkeit zur Verzweiflung führen. Ist Ihnen Ihre Abhängigkeit peinlich, schämen Sie sich dafür, fühlen Sie sich deshalb hoffnungslos oder stigmatisiert?

Wie es Ihnen mit Ihrer Abhängigkeit geht, hängt zum Teil von denjenigen ab, auf deren Hilfe Sie angewiesen sind: Wie sympathisch und empathisch sind sie? Wie gut verstehen sie Ihre Bedürfnisse? Wie sehr fördern sie Ihre Selbstständigkeit und Unabhängigkeit in den Bereichen, in denen es möglich ist?

Haben sie eine herablassende oder bemitleidende Art Ihnen gegenüber oder lassen sie sich von Ihnen in Bereichen helfen, in denen Sie über eine größere Kompetenz oder mehr Wissen verfügen? Respektieren die anderen Sie weiterhin und vermitteln sie Ihnen, dass Ihre Abhängigkeit lediglich ein Teil Ihres »Selbst« ist und dass Sie viel mehr ausmacht?

Manche von uns geben die Notwendigkeit, Hilfe anzunehmen, nie zu. Andere sind bereit, sich in eine Abhängigkeit zu begeben, wann immer sie können. Wieder andere gehen sehr pragmatisch mit Abhängigkeit um, ohne ein großes Drama daraus zu machen. Vielleicht können Sie lernen, auf eine Weise abhängig zu sein, die Ihrem Selbstbewusstsein nicht schadet und der flüchtigen Balance entspricht, die wir besprochen haben: Dabei bitten Sie um Hilfe, wenn Sie diese wirklich brauchen, nehmen Hilfe an, wenn es sinnvoll erscheint, und lehnen Hilfe ab, wenn Sie diese nicht brauchen und sich sicher fühlen, dass Sie alleine zurechtkommen und der Situation mit Ihren Kräften gewachsen sind.

Bei meinem Freund Josh zeigte sich ein starkes Bedürfnis nach Selbstständigkeit, als er nach einem Unfall begann, Fortschritte bei seiner körperlichen Mobilität zu machen. Sobald er in seinem Rollstuhl saß, wollte er von niemandem geschoben werden. Er bestand darauf, die Räder selbst zu bewegen. Als er aus dem Rollstuhl aufstehen konnte, wollte er nicht, dass irgendjemand ihm dabei half. Er zog sich alleine hoch. Als er begann, mit einem Stock zu gehen, sollte ihn niemand am Ellbogen unterstützen. Er bestand darauf, selbstständig ins Auto ein- und wieder auszusteigen. Als er zu einem kleinen Pfad gefahren wurde, der zu einer Wohnung führte, in die er gehen wollte, bestand er erneut auf seiner Unabhängigkeit. Der Pfad war etwa fünfzehn Meter lang und ging leicht bergauf. Dennoch trieb Josh sich selbst dazu an, den ganzen Weg nur mit seinem Stock zurückzulegen, und lehnte jegliche Hilfe ab. Er sagte: »Ich möchte, so viel ich kann, alleine machen.« Und genauso tat er das dann auch.

HOFFNUNG UND VERZWEIFLUNG

In dem bekannten Gedicht *Vom Menschen* (*An Essay on Man*) des englischen Dichters Alexander Pope heißt es »Ewig sprießt die Hoffnung«, aber es sagt nichts über Hoffnungslosigkeit und Verzweiflung, die ebenfalls wiederkehrende Emotionen sind, besonders im späteren Leben. Um ein glückliches, erfüllendes Leben zu führen, sollten wir eine Balance entwickeln, bei der die Hoffnung gegenüber der Verzweiflung überwiegt. Und wir sollten Wege finden, um die Verzweiflung abzuschwächen oder zu reduzieren, damit die Hoffnung dominiert.

Es gibt wohl kaum jemanden, der nicht zu verschiedenen Zeiten im Leben sowohl Hoffnung als auch Verzweiflung erlebt hat. Wenn wir älter werden, wird die Spannung zwischen diesen beiden Gegensätzen möglicherweise stärker, und das Bedürfnis, sie miteinander in Einklang und in ein harmonisches Gleichgewicht zu bringen, kann intensiver werden. Ob Hoffnung und Verzweiflung nebeneinander in unserem Inneren existieren beziehungsweise zu einer bestimmten Zeit gleichmäßig ausbalanciert sind, ob eines der beiden Gefühle dominiert oder sie sich im Laufe der Zeit abwechseln – es handelt sich stets um Emotionen, die unsere Aufmerksamkeit erfordern, wenn wir mit dem Älterwerden klarkommen möchten.

Wie erleben wir Verzweiflung, Hoffnungslosigkeit? Es ist ein Gefühl, dass die Gegenwart trostlos ist und nicht viel Gutes – jetzt oder in der Zukunft – passieren wird, dass Finsternis das Universum erfüllt. Wir ergeben uns der inneren Dunkelheit und einem traurigen, deprimierten Gefühl. Wir glauben, dass das Schicksal gegen uns ist und dass wir nicht viel tun können, um an den Folgen des Unglücks, das bereits über uns gekommen ist, etwas zu verändern. Und wir rechnen damit, dass es so weitergehen und in Zukunft noch schlimmer werden wird.

Dagegen ist Hoffnung der Glaube und die Erwartung, dass etwas Erstrebenswertes geschehen wird – dass etwas, das wir uns wünschen, uns beschert wird. Es könnte absolut zufällig passieren oder wir bewirken es durch unseren eigenen Einsatz. Hoffnung ist der Glaube, dass bestimmte Wünsche umsetzbar sind. Die Hoffnung erfüllt unser Leben mit Licht, Vergnügen, Lust und einer vorwärtsgerichteten Einstellung. Die Hoffnung versetzt uns in die Lage weiterzumachen – weiterzukämpfen, Dinge auszuhalten und allen möglichen Widrigkeiten zu trotzen. Sie befähigt uns dazu, uns in schwierigen Situationen nicht geschlagen zu geben. Sie motiviert uns durchzuhalten, da sie uns dazu inspiriert, auf eine wohlwollende Zukunft zu vertrauen. Wenn die verzweifelnde Seite sagt: »Wozu denn das Ganze? Es lohnt sich nicht« und bereit ist aufzugeben, glaubt die hoffnungsvolle Seite, dass die Dinge sich verändern und aus positiven Möglichkeiten Tatsachen hervorgehen werden. Die Hoffnung ist mit der Lebenskraft verknüpft und ruft Willensstärke sowie die Entschlossenheit hervor, angesichts von Widrigkeiten nicht klein beizugeben. Wo die Verzweiflung sagt: »Gib auf«, ruft die Hoffnung: »Halt durch.« Angesichts von Verzweiflung ist alles zu schwierig. Angesichts von Hoffnung haben wir das Gefühl, dass wir durchhalten können und werden. Wenn wir verzweifelt sind, geben wir uns vielleicht einem passiven Leben hin, das einer Art Tod gleichkommt. Aufgrund von Hoffnung pulsiert das Leben in einem ununterbrochenen Strom fortwährender Aktivität.

Die folgende vergleichende Übersicht stellt die Unterschiede zwischen Hoffnung und Verzweiflung dar. Wenn die hoffnungsvolle und die verzweifelnde Seite sich miteinander unterhalten würden, könnten sie vielleicht Folgendes sagen:

HOFFNUNG	VERZWEIFLUNG
Ich hatte nicht genug vom Leben. Ich möchte mehr. Mein Leben ist noch nicht vorbei.	*Mir reicht es und ich bin bereit aufzugeben. Ich habe das Gefühl, dass mein Leben vorbei ist.*
Ich komme zurecht und behalte die Kontrolle.	*Ich fühle mich überfordert.*
Ich möchte in Kontakt mit anderen Menschen bleiben.	*Ich habe keine Lust, andere zu sehen.*
Es ist nie zu spät, um etwas Neues anzufangen. Ich versuche, meine Interessen und Ziele zu erweitern.	*Es ist für absolut alles zu spät. Ich lebe von einem Tag auf den anderen. Ich habe nichts zu tun und kein Ziel.*

Ich fühle mich vital, energievoll und enthusiastisch.

Ich fühle mich alt, müde, erschöpft und deprimiert.

Das Leben ist anders als früher, aber es ist immer noch gut und es lohnt sich nach wie vor.

Alles Gute, was mir je widerfahren ist, liegt in der Vergangenheit. Die Zukunft wird so wie die Gegenwart grau und unfreundlich sein.

Ich werde weiterhin versuchen, das Leben gut zu gestalten und ihm einen Sinn zu geben.

Ich habe nichts vom Leben.

Ich kann es kaum erwarten, morgens aufzustehen und mich einem Projekt zu widmen, an dem ich arbeite.

Oh Gott, wie ich es hasse aufzustehen und dem Tag zu begegnen. Lass mich bitte etwas länger schlafen.

Ich habe nicht genug Zeit, um alles zu tun, was ich möchte.

Ich habe keinerlei Wunsch oder Verlangen, irgendetwas zu tun. Das Leben ist langweilig und fade.

Ich bin überaus interessiert am Leben und bin engagiert darin eingebunden. Und es gibt Gelegenheiten, alle möglichen Dinge zu erkunden.

Dies ist die schlimmste Zeit meines Lebens, und ich kann nichts dagegen tun. Nichts kann oder wird mir helfen, und ich kann nichts tun, um mein Leben lohnend, sinnvoll oder nützlich zu gestalten.

Mir ist nie langweilig.

Ich habe jegliche Lebenslust verloren. Es lohnt sich nicht, irgendetwas zu tun. Mir ist ständig langweilig. Ich kann kein Interesse für irgendetwas entwickeln.

Ich möchte mich weiterhin verändern und persönlich weiterentwickeln.

Ich bin so weit gegangen, wie ich kann, und ich möchte mir keine weitere Mühe machen, mich zu verändern.

Ich habe das Gefühl, dass ich jemandem wichtig bin und dass ich anderen in gewisser Weise etwas gebe.

Ich bin niemandem wichtig, und niemand und nichts ist mir wichtig.

Ich habe wenig Angst vor der Zukunft und fühle mich sicher, wenn ich daran denke.	*Ich bin unsicher und hilflos und habe Angst vor der Zukunft. Ich fühle mich ihr vollkommen ausgeliefert.*
Ich achte auf mich selbst und passe auf, dass ich mich nicht verletze. Ich bleibe körperlich und mental in Form.	*Aus Unachtsamkeit ziehe ich mir körperliche oder emotionale Verletzungen zu. Ich baue ab und versuche nicht, diesen Prozess zu stoppen.*
Das Alter ist eine Zeit des Übergangs zu etwas Neuem und Unerwartetem. Jeder Tag birgt neue Möglichkeiten und Chancen für Beziehungen, Gedanken, Gefühle, Erfahrungen, Erkenntnisse und Entdeckungen.	*Das Alter ist eine Zeit der Stagnation und des Verfalls. Das Alter ist das Ende. Es hält keine Versprechungen bereit, bietet keine Attraktionen, lediglich eine unausweichliche Trostlosigkeit, Leere und Freudlosigkeit.*

Meine Energie fließt leicht und stetig. Ich versuche mir eine positive Einstellung zu bewahren, trotz Krankheit und Widrigkeiten.	*Ich bin müde und traurig. Ich fühle mich zu matt und bin zu genervt vom Leben. Krankheit und Widrigkeiten bestimmen meine Laune. Sie sind in der Regel düster und erdrücken mich.*
Ich bin in der Regel optimistisch.	*Ich bin in der Regel pessimistisch.*

Woher die Verzweiflung stammt

Die Ursachen von Verzweiflung sind leichter zu erkennen als die von Hoffnung. Es ist eine lange Liste. Verzweiflung kann mit einer schwierigen, leidvollen und problematischen Kindheit und Jugend beginnen. Mit Krankheit oder anderen Unglücksfällen und Widrigkeiten. Mit einer genetischen Veranlagung. Einem depressiven Gefühlszustand. Der Angst vor dem Tod. Der Desillusionierung hinsichtlich einer Person, Situation oder einer Beziehung, weil wir hintergangen oder von einer nahestehenden Person verlassen wurden. Oder sie beginnt mit dem Tod eines Elternteils, Partners oder Kindes.

Wenn wir psychisch oder physisch abbauen oder beeinträchtigt sind, kann uns das in eine tiefe Verzweiflung stürzen ebenso wie Einsamkeit, Erschöpfung, Untätigkeit oder Aktivitäten, die wir als sinnlos und unnütz empfinden.

Natürlich umfassen die oben genannten Dinge weder alle möglichen Ursachen von Hoffnungslosigkeit noch führt irgendein einzelner Aspekt davon zwangsläufig zur Verzweiflung.

Ich weiß noch, wie sehr ich auf dem Höhepunkt meines Kampfes gegen das Asthma versucht habe, gegen die Verzweiflung anzugehen, da ich mir nicht sicher war, ob ich jemals wieder zufrieden damit sein würde, wie mein Körper funktionierte und wie ich mich fühlte. Ich erinnere mich an den Sog der Versuchung, einfach »aufzugeben« – angesichts der Krankheit zu kapitulieren und mich in die Untätigkeit, Depression und eine extrem reduzierte Existenz hineinfallen zu lassen. Ich erinnere mich zudem an die leise Stimme in meinem Inneren, die sagte: *Nein, ich werde nicht aufgeben. Ich werde kämpfen, um wieder Fuß zu fassen. Wenn ich die Krankheit schon nicht kontrollieren kann, werde ich zumindest nicht zulassen, dass sie meine Stimmung, Einstellung und meinen Gefühlszustand beherrscht.*

Als es schwieriger für mich wurde, war ich immer entschlossener, etwas zu lernen, irgendetwas Positives aus dieser Misere für mich zu ziehen. Meine Niedergeschlagenheit wechselte sich mit Gefühlen der Hoffnung ab, und mir wurde klar, dass in mir ein heftiger Kampf im Gange war – ich fragte mich: *Möchte ich leben oder sterben?* Obwohl ein Teil von mir bereit war, den Tod zu akzeptieren, anstatt weiterhin zu leiden, war ein anderer, etwas stärkerer Teil nicht bereit zu gehen und entschied sich für das Leben. Zu dem großen Kampf – ob meine dominante emotionale Ausrichtung auf das Leben von Hoffnung oder Verzweiflung geprägt sein würde, ob ich um das Leben ringen oder aufgeben würde – gehörte auch ein Wettkampf zwischen Hoffnung und Verzweiflung, der sich jeweils von einem Moment auf den nächsten abspielte. Ich beobachtete, wie meine Atmung variierte und sich veränderte, wie leicht oder schwer die Ein- und Ausatmung war, wie eng oder weit meine Brust sich anfühlte, wann ich Energie verlor und wann die Energie zunahm. Mal wurde ich von der Angst vor einer Asthmaattacke erfasst, die mich jeden Moment lähmen konnte, dann wieder – wenn das vorüberging – war ich im nächsten Moment zuversichtlich, dass nichts Schlimmes passieren würde. Jedes dieser Anzeichen von größerem oder geringerem Stress wurde begleitet von aufkeimender Hoffnung oder von Verzweiflung und Niedergeschlagenheit. Wenn negative Symptome auftraten (etwa wenn meine Brust sich eng anfühlte, der Schleim festsaß, ich ihn nicht abhusten konnte und beim Atmen ein deutliches Pfeifen zu hören war), stürzte ich in die Verzweiflung. Im nächsten Moment oder der nächsten Stunde, wenn meine Brust wieder frei und das Pfeifen verschwunden war, schöpfte ich erneut Hoffnung und war zuversichtlich, dass ich die Krankheit in den Griff bekommen würde. Als einmal mehrere Symptome zusammenkamen, befürchtete ich, dass ich immer weiter abbauen und schließlich ein Pflegefall sein würde. Als die Symptome sich dann verbesserten und ich täglich eine Stunde der Erleichterung erlebte (oder mich zumindest weniger geplagt fühlte), war ich wieder von Hoffnung erfüllt. Ich beobachtete das Kommen und Gehen von Hoffnung und Verzweiflung, das Hin und Her zwischen der Angst vor dem Schlimmsten und der Erwartung von etwas Gutem. Ich begann, eine gewisse Distanz, eine Losgelöstheit von den Affekten und Prozessen zu entwickeln, die diese Emotionen hervorriefen. Ich beobachtete meine Muster mit ihren Variationen und wurde mir mehr darüber bewusst, wie und wann meine Reaktionen der Hoffnung und Hoffnungslosigkeit auftraten und was mich etwas zufriedener stimmte. Da ich zum Beobachter wurde, entstand in mir allmählich das Gefühl, eine gewisse Kontrolle über meine Verzweiflung zu haben – unabhängig von meinem körperlichen Zustand.

Wo Hoffnung zu finden ist

Wir sollten die Quellen der Hoffnung erkennen und danach suchen.

Hier sind nur einige:

- Auf unterschiedliche Weise Glück haben.
- Eine genetische Disposition, glücklich zu sein.
- Die Geburt von Enkelkindern.
- Menschen aus unserem Umfeld, die voller Hoffnung sind und uns als Vorbild dienen können, an dem wir uns orientieren.
- Spiritualität.
- Etwas über Situationen und Umstände zu erfahren, die Hoffnung machen, wie etwa mutige und noble Taten (etwa einer Gemeinschaft, die zusammengehalten hat, um Juden vor den Nazis zu verstecken, oder einer Organisation, die sich dafür einsetzt, das Wildern von gefährdeten Arten zu stoppen).
- Vom konstruktiven und kreativen Verhalten anderer inspiriert werden oder von einem erfolgreichen Kampf gegen schier unüberwindbare Widerstände.

- Den Kontakt zu jemandem pflegen, der jünger ist als wir selbst und an dessen Wachstum und Entwicklung wir leidenschaftlich interessiert sind und für die wir uns einsetzen.

- Ein erfüllendes und befriedigendes persönliches und soziales Umfeld.

- Eine liebevolle Erziehung.

- Früherer Erfolg in irgendeinem Bereich.

- Aktivitäten fortsetzen, die uns wichtig sind.

- Liebevolle Beziehungen mit einem oder mehreren Menschen pflegen.

Wie schöpfen wir dort Hoffnung, wo sie nicht vorhanden ist? Wie gelingt es uns, sie gegenüber der Verzweiflung dominieren zu lassen, wenn beide präsent sind? Und wie fördern wir die Hoffnung, damit sie weiterhin eine zentralere Rolle als die Hoffnungslosigkeit in unserem Leben spielt? Wie können wir lernen, die Verzweiflung zu nutzen, um uns selbst zu stärken, und sie gleichzeitig annehmen oder ihr etwas entgegensetzen, wenn sie auf eine machtvolle Weise präsent ist? Wie können wir lernen, sie zu überwinden oder zu transformieren? Und schließlich: Wie können wir diese beiden Seiten am besten miteinander verbinden und in eine Balance bringen? Wenn wir die Hoffnung aufrechterhalten, da wir uns kontinuierlich darauf ausrichten, manifestieren wir auf diese Weise unseren Glauben an das Leben, an uns selbst und an andere Menschen. Das ist wunderbar.

Im weitesten Sinne beinhaltet dies die Überzeugung, dass unsere Hoffnung – die sich aufgrund unserer ständigen Bemühung darum manifestiert – uns zur Selbstheilung, zu einer anteilnehmenderen Gemeinschaft und zu einer besseren Welt führen kann.

Ob Sie die drei Ziele verfolgen können, die ich vorgeschlagen habe – mit Ihren Problemen klarkommen, auf eine gute Weise älter werden und die beste Person werden, die Sie sein können –, wird zum großen Teil von der Balance zwischen Ihrer energiegeladenen, hoffnungsvollen Lebenskraft und Ihrer nervigen Verzweiflungskraft abhängen. Welche von beiden dominiert in Ihrem Kampf darum, ein gutes und lohnendes Leben im Alter zu führen? Diese grundlegende Spannung liegt all den anderen Dilemmas zugrunde, die wir oben erörtert haben, und wirkt sich darauf aus. Die Art und Weise, wie Sie diese auflösen, wird einen dauerhaften Effekt auf Ihr Leben haben.

Wenn die Spannungen, Konflikte und das Tauziehen zwischen Ihren gegensätzlichen Ausrichtungen lange anhalten, intensiv und ungeklärt bleiben, können sie Ihre Stimmung dominieren und Ihnen Energie rauben. Das hält Sie davon ab, sich kraftvoll und so umfassend, wie Sie können, für eine verbesserte Lebensqualität einzusetzen. Daher ist es essenziell, ein Gleichgewicht zu finden und so gut und schnell wie möglich mit diesen Dilemmas ins Reine zu kommen. Ich empfehle Ihnen folgende Vorgehensweise:

Nehmen Sie aktiv und beherzt am Leben teil. Setzen Sie sich, soweit Sie können, mit der Realität auseinander. Seien Sie so selbstbestimmt wie möglich. Sehen Sie der Zukunft hoffnungsvoll und optimistisch entgegen. Pflegen Sie persönliche Beziehungen, aber verbringen Sie Zeit alleine, wenn Sie es brauchen. Nutzen Sie Ihre Energie für ein Projekt, mit dem Sie in die Welt involviert bleiben. Widerstehen Sie dem Sog in Richtung Passivität, Isolation und Rückzug aus der Gesellschaft. Vermeiden Sie es, wenn möglich, abhängig zu sein, aber erlauben Sie es sich, falls es erforderlich ist. Überwinden Sie Gefühle der Verzweiflung und schöpfen Sie Hoffnung in jeder erdenklichen Weise.

4
DAS BEWUSSTSEIN ERWEITERN

Viele Instrumente, die wir benötigen, um auf eine gute Weise älter zu werden und uns zu den besten Menschen zu entwickeln, die wir sein können, lassen sich mit einem Begriff zusammenfassen: Bewusstsein. Wenn wir unser Bewusstsein erweitern, können wir unsere Problembereiche erkennen, über Lösungen nachdenken und unsere Ziele verfolgen. In diesem Kapitel werden wir über einige Möglichkeiten sprechen, wie wir unser Bewusstsein erweitern und diese größere Wahrnehmung einsetzen können, um aus unseren späteren Jahren die bestmöglichen zu machen.

Eines der bedeutendsten Merkmale, das uns von allen anderen Tieren unterscheidet, ist unsere Fähigkeit, über uns selbst, über andere und das, was wir erlebt haben, nachzudenken. Das heißt, wir können sowohl über uns *selbst* reflektieren als auch über die äußere Welt. Wir sind in der Lage, auf immer komplexere Weise über unser Leben nachzudenken und unsere Erkenntnisse in vielen Bereichen auszuweiten. Wir können die Vergangenheit und die Zukunft betrachten sowie Mittel und Ziele und Verbindungen zwischen ihnen erkennen.

Da wir alle über diese einzigartige menschliche Fähigkeit verfügen, können wir lernen, unser Bewusstsein zu entwickeln, und uns deutlicher vor Augen führen, welche Wirkung Ereignisse auf uns haben. Wir können Geschehnisse in unserem

Umfeld aufmerksamer und genauer beobachten. Darüber hinaus können wir lernen, unsere eigenen Gedanken, Gefühle, Verhaltensweisen und Begegnungen deutlicher wahrzunehmen.

Zu häufig bewegen wir uns schlafwandlerisch durch das Leben, nur halb bewusst, auf Autopilot geschaltet! Doch wir können uns die Dinge, die wir erleben, viel bewusster machen.

Ohne unser Bewusstsein hätten wir ein schlechteres Leben oder überhaupt kein Leben. Es ist einzigartig und funktioniert auf eine lebenserhaltende Weise. Wir alle sind in einem gewissen Maße bewusst und verfügen über das Potenzial, unser Bewusstsein weiterzuentwickeln. Natürlich gibt es auch Dinge, die uns dabei in die Quere kommen. Ablenkungen, Zerstreutheit und Geistesabwesenheit können uns allesamt daran hindern, unser Bewusstsein zu fördern. Eine Bewusstseinserweiterung könnte uns auch aufgrund langjähriger Gewohnheiten gegen den Strich gehen. Aber wenn wir immer wieder daran arbeiten, können wir überaus davon profitieren.

Ein erweitertes Bewusstsein kann uns helfen ...

... unsere Weisheit und positive Menschlichkeit zu fördern.

... unsere Neugier, Begeisterung und unser Engagement im Leben zu steigern.

... unsere Beobachtungsgabe zu schärfen und unser Verständnis zu vertiefen – etwa über geistige Zustände, unseren Körper, darüber, wie wir funktionieren, über unsere Beziehungen und unsere Erfahrungen.

… die Verbindungen zwischen unseren inneren und äußeren Realitäten klarer zu erkennen.

… deutlicher Altersdiskriminierungen und altersfeindliche Projektionen wahrzunehmen, denen wir begegnen.

… die Identität zu erschaffen, die wir uns wünschen.

… mehr Kontrolle darüber zu bekommen, was uns widerfährt.

… uns gegen negative Tendenzen im Alter wie etwa Passivität, Abgestumpftheit und Langeweile zur Wehr zu setzen.

… mit Schwierigkeiten fertigzuwerden, indem wir Erkenntnisse über unser alterndes Selbst gewinnen.

… empathischer zu werden.

… unser Selbstwertgefühl durch größere Klarheit und ein besseres Verständnis über uns selbst zu fördern.

… zu erkennen, wer wir im Moment sind, und diese Person mit derjenigen zu vergleichen, die wir werden möchten.

… unser Gleichgewicht wiederherzustellen,
wenn wir aus der Balance kommen.

Wie erlangen wir nun also dieses erweiterte Bewusstsein? Ein guter Anfang könnte die folgende bekannte Empfehlung sein: »Innehalten, Hinsehen und Zuhören.«

»Innehalten« bedeutet, uns darauf vorzubereiten, aufmerksam zu sein. »Hinsehen« und »Zuhören« heißt, dass wir verschiedene Wege ausprobieren, um achtsam zu beobachten und die Realitäten zu durchdringen, die uns begegnen.

Die Erweiterung unseres Bewusstseins ist somit ein Prozess, der unsere Aufmerksamkeit von einem unkonzentrierten, zerstreuten oder achtlosen Zustand in einen konzentrierten, umsichtigen und gesammelten Zustand verwandelt. Ein solches Bewusstsein fördert unsere Sensibilität sowohl dafür, was in unserem Inneren und in unserem Umfeld passiert, als auch dafür, was wir selbst tun. Natürlich läuft dieser Prozess normalerweise unbewusst ab, und wir denken kaum oder gar nicht darüber nach. Aber wir können ihn bewusster und ganzheitlicher gestalten, sodass er nicht nur rein gewohnheitsmäßig stattfindet.

Im Folgenden finden Sie Methoden zur Bewusstseinserweiterung, die mir persönlich geholfen haben und von denen jeder profitieren kann. Probieren Sie diejenigen, die Sie ansprechen, in einer beliebigen, für Sie stimmigen Reihenfolge aus. Mit etwas Übung macht es Ihnen vielleicht Spaß, weiter daran zu arbeiten.

GENAU HINSEHEN

• • • • •

Wir können eine Szenerie auf entspannte, stressfreie Weise betrachten und sie einfach genießen. Wir können auf Farben und Bewegungen in unserem peripheren Gesichtsfeld achten oder uns intensiv auf ein Bild konzentrieren. Die Idee dabei ist, intuitiv die Gesamtheit von allem zu erfassen, was uns begegnet. Der Kontext und die Details kommen im Anschluss in den Fokus. Wenn wir etwas auf diese Weise betrachten, geht es darum, den fortwährenden Ablauf der Ereignisse, soweit wir können, zu verfolgen und den Gesamteindruck in Gänze auszukosten.

Japan

Ich bin in einem Garten in Japan. Ich bin wie erstarrt vor Ehrfurcht angesichts der Schönheit und versuche sie atemlos in mich aufzusaugen. Es gibt so viel zu sehen: einen sonderbaren Teich, Blumen in Hülle und Fülle, Sträucher, ungewöhnlich geformt und angeordnet, eine Atmosphäre, die sich schwer beschreiben lässt, Blumen- und Straucharrangements, die fein aufeinander abgestimmt sind. Als sich die Szenerie in meinem Geist verfestigt hat, beobachte ich mich selbst dabei, wie ich versuche, diesen magischen Anblick zu verarbeiten. Ich frage mich, warum es eine so seltene Erfahrung ist. Ich würde gerne länger in Kyoto bleiben, aber das kann ich nicht. Wie schade!

DEN BLICK NACH AUSSEN RICHTEN

• • • • •

Das genaue Hinsehen bereitet uns darauf vor, unser Umfeld zu beobachten. Dabei erfassen wir die Dinge mit allen Details, richten unseren Fokus darauf und sehen sie so klar und deutlich, wie wir können. Je mehr wir sehen, desto mehr möchten wir vielleicht erfassen und desto versierter werden wir dabei.

Wir können aufmerksam Dinge und Menschen in einer Situation wahrnehmen (einschließlich uns selbst) und darauf achten, ob sie mit uns interagieren und wie sie uns begegnen. Wenn zu viele Dinge auf einmal passieren, können wir uns darauf fokussieren, was uns wichtig erscheint.

Wir können uns intuitiv den Dingen widmen, die uns auffallen, und so viel wie möglich bewusst wahrnehmen. Den Blick auf unser Umfeld zu richten, bedeutet auch zu sehen, wie, wann und wo sich etwas auf uns auswirkt.

Die New Yorker U-Bahn

Jedes Mal, wenn ich nach New York komme, steigt ein Gefühl der Angst in mir auf. Es gibt so viel Gewalt! So viele Geschichten über Gewalt. Wenn ich zur U-Bahn gehe und an einem Gleis auf einen Zug warte, scanne ich die Situation. Ich konzentriere mich auf eine Person oder eine Gruppe, die möglicherweise … was sein könnten? Randalierer? Angreifer? Diebe? Ich behalte sie im Blick. Was tun sie? In welche Richtung bewegen sie sich? Gehen irgendwelche Signale von ihnen aus, dass sie bereit sind, sich anders zu verhalten, als Fahrgäste der U-Bahn es normalerweise tun? Ich versuche, die kleinsten Hinweise wahrzunehmen, die auf eine Aggressionsbereitschaft schließen lassen. Außerdem achte ich auf meine innere Verfassung. Wie angespannt bin ich? Ist meine Angst so groß geworden, dass sie mich bereits lähmt? Erschwert das meine Beobachtung? Ich versuche, auf die Stimmen und Gesichter der Personen zu achten, auf die ich mich konzentriere. Täuschen sie womöglich eine falsche Heiterkeit vor? Kann ich einen bedrohlichen Ton in dem erkennen, was sie sagen und wie sie es sagen? Wie sind sie gekleidet? Dann beginne ich mir selbst Fragen zu stellen: »Bin ich übervorsichtig oder nicht vorsichtig genug? Übertreibe ich angesichts dessen, was ich sehe, oder messe ich meinen Beobachtungen zu wenig Bedeutung bei?« Das alles geschieht sehr schnell. Wenn der Zug einfährt und »die anderen« nicht mit mir in den Zug einsteigen, lässt meine Anspannung nach. Ich entspanne mich und bin nicht länger im Habtacht-Modus.

Während der Fahrt führe ich ein Gespräch mit mir selbst. »War ich dumm oder realistisch? War es gerechtfertigt, so vorsichtig und ängstlich zu sein, oder habe ich die New Yorker U-Bahn in einem falschen Licht gesehen, zumindest in dieser Situation und zu diesem Zeitpunkt? War ich angespannt, weil ich feige bin, oder hatte ich einen guten Grund, aufmerksam zu beobachten, ob es Probleme geben könnte? Wäre diese ganze Aufmerksamkeit wirklich hilfreich, wenn es zu einem Angriff käme, oder geht es nur um mein Bedürfnis, vorbereitet zu sein?« Dann fühle ich mich ein bisschen schuldig, weil ich harmlose Fremde verdächtigt habe, die mir überhaupt nichts tun wollten. Was habe ich aus der Situation gelernt? Werde ich das nächste Mal besser vorbereitet sein? Ich verlasse die U-Bahn mit dem Gefühl, dass ich lieber auf meine eigene Sicherheit achte, als es später zu bereuen.

IN DIE TIEFE SCHAUEN

Hierbei betrachten wir eine Situation intensiv und konzentrieren uns gezielt darauf, zu ihrem Kern vorzudringen. Wir versuchen uns zu öffnen, unsere fünf Sinne zu nutzen sowie unseren kinästhetischen Sinn und den *intuitiven* Sinn unserer Erfahrung. Das heißt, wir sind absolut präsent und achten zum Beispiel bei einem Gespräch aufmerksam und konzentriert sowohl auf die Worte, die Stimme und die Nuancen der Dinge, die wir hören, als auch darauf, was unser Gegenüber meinen oder beabsichtigen könnte. Es bedeutet auch, dass wir den Ton wahrnehmen – mit welcher emotionalen Intensität oder Gefühllosigkeit etwas kommuniziert wird. Anfangs erscheinen uns die Beobachtungen vielleicht vage oder verwirrend oder sie hinterlassen einen unklaren Eindruck bei uns. Aber mit mehr Erfahrung können wir Situationen in ihre einzelnen Elemente unterteilen, sodass sie deutlicher werden und wir einen klareren Eindruck bekommen. Und schließlich beginnen wir, die Bewegungen, Interaktionen und die stimmigen beziehungsweise unstimmigen Elemente wahrzunehmen, während sie auftreten.

Beim In-die-Tiefe-Schauen durchdringen wir nicht nur eine äußere Situation, sondern beobachten auch unsere eigene Reaktion darauf sowie unseren inneren Zustand. Auf diese Weise nehmen wir bewusst wahr, was wir beobachtet haben, filtern das Ganze mit Herz und Verstand und erkennen, welche Bedeutung es für uns hat. Dann blicken wir weiterhin nach innen, um unsere Gedanken, Gefühle, körperlichen Empfindungen, Einstellungen, Wahrnehmungen und vagen Erkenntnisse zu betrachten, die aufgetreten sind, während wir die Situation beobachtet haben. Sie blitzen rasch in unserem Bewusstsein auf und verschwinden zunächst ebenso schnell wieder. Anschließend werden sie verankert und verarbeitet und in unsere Erfahrung umgewandelt.

Mein Körper

Da ich mit meinem Asthma zu tun habe, konzentriere ich mich häufig auf meinen Körper. Was bei mir abläuft, betrachte ich oft mit einem distanzierten, neugierigen und forschenden Blick. Ich bemerke viele sichtbare Flecken, die aufgrund der Steroide leicht entstehen, wenn mein Arm in Kontakt mit einem harten Gegenstand kommt. Wegen dieser Kontakte habe ich sehr auffällige Flecken auf der Rückseite meiner Hände und Arme. Und diese hässlichen Flecken auf meiner Haut, feuerrot und rosafarben, groß und schmal – in gewisser Weise mag ich sie alle –, stechen gegenüber dem restlichen Arm hervor. Welch verräterische Anzeichen für zu viele Steroide im Körper! Dennoch haben sie etwas Reizvolles an sich. Die Flecken unterscheiden sich von meiner restlichen Haut, und isoliert betrachtet stehen sie für den Außenseiter, die Seite in mir, die ich ebenfalls schätze. Daher wehre ich mich innerlich nicht zu sehr dagegen. Außerdem weiß ich, dass sie nach einer Weile wieder verschwinden werden. Solange sie vorhanden sind, sorgen sie für eine interessante Dekoration auf einem ansonsten langweilig aussehenden Arm.

Darüber hinaus werde ich plötzlich von Asthmaattacken überfallen und höre mich selbst keuchen, pfeifen und schwer atmen. Es ist mir gleichzeitig fremd und vertraut. Ich erlebe eine Spannung zwischen der Angst vor dem, was ich sehe, höre, spüre und intuitiv wahrnehme, und der Neugier, was das alles wohl zu bedeuten hat. Es ist faszinierend, meinen Körper zu beobachten, während er kleine Veränderungen durchmacht. So gut ich kann, versuche ich, befriedigende Lösungen angesichts dieser Veränderungen zu entwickeln. Wenn ich bei einer körperlichen Belastung keuchend nach Luft ringe, kurzatmig oder nach einer kleinen Anstrengung erschöpft bin – sind das alles Anzeichen dafür, dass Gefahr in Verzug ist. Obwohl es nicht viel Zeit in Anspruch nimmt, meine Medikamente zu nehmen, nervt es mich, dass ich mich darum kümmern muss. Mit jeder Erkältung geht eine Infektion einher, gefolgt von der Schwierigkeit,

Schleim abzuhusten, weil er tief in der Lunge sitzt. Der Kampf, ihn abzuhusten, kann von ein paar Minuten bis zu einer halben Stunde dauern. Es ist ein mühsamer Prozess, bis meine Lunge sich endlich wieder frei anfühlt, und am Ende bin ich völlig erschöpft. Dann empfinde ich ein Gefühl der Erlösung und erkenne, wie hilfreich und faszinierend es ist, den Prozess zu beobachten und schriftlich festzuhalten.
Es mildert die Beschwerden etwas, die Erfahrung auf dem Papier zu objektivieren. Beim Schreiben sehe ich mich selbst und die gesamte Erfahrung in der Rückschau, und das ist ein anderes Erlebnis als das, was ich tatsächlich durchgemacht habe.
Es hilft mir, mich selbst zu beobachten und mir zwischen den Hustenphasen Notizen zu machen. Trotz der Kurzatmigkeit und der Angst angesichts meiner dichten Lunge ist es für mich befriedigend, festzustellen, dass ich dennoch die Kraft, den Willen und die Energie habe, den Kampf fortzusetzen, anstatt mich hinzulegen und aufzugeben. Der Kampf ist genauso wichtig wie der Sieg, denn während des Kampfes spüre ich meine eigene Lebensenergie, die ebenfalls darum ringt, stärker in Erscheinung zu treten und erhalten zu bleiben. Wenn ich beteiligt bleiben kann und mich dem Prozess widme, während er kommt und geht, stellen sich die Ergebnisse, die ich mir wünsche, vielleicht von selbst ein.
Dabei weiß ich, dass jeder Sieg nur vorübergehend ist. Ein weiterer Kampf wird unausweichlich sein, und noch einer. Unendlich wird es so weitergehen,

bis es keinen Kampf mehr geben wird. Und zwischen diesen Kämpfen werde ich so enthusiastisch wie möglich weiterleben.

REFLEXION

Eine reflektierende Betrachtung kann auf unsere Beobachtungen folgen. In dem Moment, in dem sich etwas ereignet, kann es schwierig für uns sein, es einzuordnen, es völlig wahrzunehmen, seine tiefere Bedeutung zu verstehen oder Verbindungen zu anderen Ereignissen und Erfahrungen zu erkennen. Erst im Nachhinein können wir richtig beginnen, seine Bedeutung vollkommen zu erfassen. Wir können versuchen, die Vorstellungen und Gedanken an die Oberfläche zu bringen, die sich weit entfernt in unserem Gedächtnis befinden, um zu erkennen, welche neuen Informationen aus den Randbereichen unseres Bewusstseins zu uns vordringen. Nachdem wir ein Ereignis, eine Situation oder eine Beziehung beobachtet haben, empfiehlt es sich, über das Wesen und die Prozesse unserer Wahrnehmung nachzudenken. An diesem Punkt können wir an diesen Prozessen beteiligt sein. Außerdem wird uns möglicherweise klar, dass wir unsere Erkenntnisse und Gefühle filtern und interpretieren, da wir sie durch eine subjektive Brille sehen, die unsere Sicht und Wahrnehmung überhaupt möglich macht, aber gleichzeitig auch begrenzt.

Wenn wir unsere Wahrnehmung klarer, genauer und umfassender entwickeln möchten, sollten wir versuchen, unsere Begrenzungen zu erkennen und zu überwinden. Das ist keine einfache Aufgabe.

Zur Reflexion kommt es, wenn wir:

Unsere Betrachtungen betrachten. Wir können visualisieren, was wir zuvor beobachtet haben, indem wir versuchen, uns an die Situation zu erinnern und sie noch einmal in der Vorstellung entstehen zu lassen. Dabei sollten wir uns bemühen zu erkennen, was wir vielleicht verzerrt oder verfälscht haben. Wir sollten uns fragen: »Wie genau sind meine Beobachtungen und in welchen Bereichen kommt es wahrscheinlich zu Ungenauigkeiten? Was ist mir entgangen und woher weiß ich, was mir entgangen ist? Fließen bei der erneuten Betrachtung meiner Beobachtungen Dinge aus meinem peripheren Gesichtsfeld mit ein, die ich vorher eigentlich nicht wahrgenommen habe?«

Unser Beobachten beobachten. Wie haben wir das Beobachten erlebt? Hat irgendetwas uns dabei unterbrochen, abgelenkt oder eingeschränkt? Entspricht das, was wir gesehen haben, in ausreichendem Maße dem, was passiert ist? Können wir uns selbst beim Beobachten der Situation sehen? Wie sehen wir vor unserem geistigen Auge aus?

Unsere Wahrnehmung wahrnehmen. Stellen wir uns das Bild von uns selbst vor, während wir wahrnehmen, was in unserem Umfeld passiert. Reicht die Art und Weise, wie wir es wahrnehmen, angesichts der konkreten Situation aus? Was nehmen wir auf, während wir es wahrnehmen, und wie empfinden wir unsere Wahrnehmungsfähigkeit?

Unser Spüren spüren. Konnten unsere Sinneseindrücke, unsere körperlichen Signale und unsere Intuition sich angesichts der Umstände voll entwickeln? Falls nicht, können wir sie nun, nach dem Ereignis, dazu bringen?

Unserem Zuhören zuhören. Waren die Geräusche klar und voneinander unterscheidbar? Haben wir die Kommunikation richtig verstanden? Inwiefern haben wir die Worte und die Kommunikation vielleicht falsch wahrgenommen? Können wir andere Interpretationen erkennen als diejenigen, zu denen wir gekommen sind? Können wir die Lücken füllen, falls welche existieren?

Uns auf unsere Konzentration konzentrieren. Können wir genau prüfen und bewerten, wie stark und fokussiert unsere Konzentration war? Sind wir gedanklich abgeschweift? Wenn es Ablenkungen gab, waren wir in der Lage, etwas dagegen zu unternehmen? Können wir unsere Konzentration durch praktische Übungen verbessern?

Auf unsere Reaktionen reagieren. Was halten wir jetzt von unseren Reaktionen? Waren sie angemessen und passten sie zu der Situation und dem, was geschehen ist? Oder haben sie den gesamten Fluss unserer Wahrnehmung gestört?

Unsere Erkenntnisse erkennen. Glauben wir nun, dass die Transformation vom äußeren Ereignis zur inneren

Erfahrung, die Art und Weise, wie wir die äußeren Geschehnisse gefiltert und verarbeitet haben, etwas taugt? Haben wir irgendwelche Zweifel daran, dass unser inneres Verständnis der Erfahrung auf angemessene Weise gerecht wird?

Unsere Erfahrungen erfahren. Wenn wir uns selbst nun als die Person betrachten, die die Erfahrungen gemacht hat, kommen sie uns dann »richtig« vor? Haben wir die Erfahrungen wirklich gemacht und entsprechen die Erfahrungen tatsächlich denjenigen, die wir gemacht haben? Wie sehen unsere Gefühle, Gedanken und Erkenntnisse aus, während wir unsere Erfahrungen rückblickend betrachten?

Unsere Gefühle fühlen. Entsprechen die Gefühle, die wir zu dem Zeitpunkt hatten, den Gefühlen, die wir jetzt auch als diejenigen identifizieren würden, die wir zu dem Zeitpunkt hatten? Würden wir sie auf dieselbe Weise beschreiben? Oder würden wir unsere Beschreibung verändern?

Uns unser Bewusstsein bewusst machen. Was wissen wir jetzt über das Bewusstsein, das wir angesichts eines bestimmten Ereignisses oder einer Situation entwickelt haben? Bleibt es nun als das Bewusstsein erhalten, das wir uns bewahren? Sehen wir Raum dafür, es auszudehnen, und fallen uns Möglichkeiten ein, unser Bewusstsein zu erweitern?

Ein Unfall

Ich sehe einen Unfall auf der Straße. Jemand ist verletzt. Ich schaue nicht genau hin, weil es zu schrecklich ist. Ich zwinge mich hinzusehen. Offenbar ist ein junger Mann über den vorderen Teil seines Motorrads geschleudert worden und hat sich das Knie gebrochen. Es sind Menschen bei ihm, die versuchen zu helfen. Ich stehe mit meinem Auto im Stau und warte ab, was passiert. Kurz darauf kommt ein Krankenwagen und nimmt ihn mit. Ich bemerke, wie Angst und ein flaues Gefühl in mir aufsteigen. Ich beginne mir Sorgen um meinen Sohn zu machen, der gerade durch Tibet reist, und habe plötzlich das Gefühl, dass er in Gefahr und verletzt sein könnte. Ich fantasiere mir alle möglichen Dinge zusammen, die ihm passieren könnten. Er sitzt auf einer engen Bergstraße in einem Laster, der seitlich von der Spur abkommt und in die Tiefe stürzt. Er wird in einer abgelegenen Gegend von Dieben überfallen. Er ist alleine in einem entlegenen Gebiet unterwegs, stürzt und bricht sich den Knöchel, und niemand ist da, um ihm zu helfen. Dann unterbreche ich plötzlich meine Fantasien, betrachte rückblickend all die schrecklichen Dinge, die ich mir vorgestellt habe, und sage zu mir selbst: »Sieh dich nur mal an, du fantasierst dir all diese schrecklichen Dinge zusammen! Warum machst du das? Hör auf damit!« Als ich das tue, frage ich mich, warum ich mich in diese grauenvolle Stimmung voller düsterer Vorahnungen gebracht habe.

Bei der Erweiterung unseres Bewusstseins besteht die Herausforderung darin, an die Grenzen unserer Wahrnehmung vorzustoßen und diese möglichst zu überwinden. Außerdem geht es darum, uns genauer und tiefgreifender bewusst zu machen, was wir tun, denken und empfinden, während wir unseren Aktivitäten im Alltag nachgehen.

UNSER ERINNERUNGSVERMÖGEN

Die Gefahr, etwas zu vergessen, ist immer vorhanden, vor allem, wenn wir intensiv versuchen, uns an etwas zu erinnern. Hier sind einige Techniken für das Erinnerungsvermögen, die ich nützlich finde.

Erledigen Sie Aufgaben, wenn möglich, sofort – sobald Sie daran denken. Wenn Sie die Lücke zwischen dem Moment, in dem Sie daran denken, und der Umsetzung schließen, verringert das die Wahrscheinlichkeit, etwas zu vergessen.

Versuchen Sie sich jeweils nur mit einer Sache zu befassen und bleiben Sie darauf fokussiert. Konzentrieren Sie sich! Lassen Sie sich nicht von anderen Gedanken, Gefühlen und Vorstellungen ablenken. Lernen Sie, alles andere auf später zu verschieben, und verdrängen Sie, was Ihnen bei Ihrem aktuellen Versuch, sich an etwas zu erinnern, dazwischenfunkt. Sie können Dinge, die sich aufdrängen, zulassen, sobald Sie sicher sind, dass Sie etwas nicht vergessen, wenn Sie es aufgeschrieben oder die anstehende Aufgabe erledigt haben.

Wiederholen Sie innerlich immer wieder, woran Sie sich erinnern wollen. Machen Sie sich innerlich bewusst einen Vermerk, während Sie es im Geist wiederholen, bis Sie es irgendwo festhalten können oder sich sicher sind, dass Sie es nicht vergessen werden, weil es so stark in Ihrer Erinnerung verankert ist. Überprüfen Sie, ob Sie tatsächlich erledigt haben, was Sie tun wollten. Haben Sie sich schon einmal etwas vorgenommen (zum Beispiel, die Vorhänge zuzuziehen), ohne es tatsächlich zu tun, dachten aber, Sie hätten es gemacht? Und haben Sie dann später zu Ihrem Verdruss festgestellt, dass die Vorhänge immer noch offen waren? Dinge zu überprüfen, hilft definitiv.

Entwickeln Sie Techniken, die Ihnen helfen, sich an Dinge zu erinnern. Machen Sie sich zum Beispiel Notizen und bewahren Sie diese dort auf, wo Sie sich wahrscheinlich aufhalten werden oder sie nicht übersehen können. Ich gebe Ihnen ein weiteres Beispiel: Ich weiß, dass ich meine Medikamente um zwei Uhr nachmittags nehmen muss. Wenn ich mich um ein Uhr daran erinnere, lege ich die Medikamente direkt vor mich hin, sodass sie mich quasi anstarren.

Und schließlich noch ein Wort über die Geduld: Wenn Sie sich an etwas erinnern möchten, es Ihnen aber nicht einfällt, warten Sie ab. Normalerweise kommt es nicht wieder, wenn wir versuchen, uns krampfhaft daran zu erinnern. Wenn ich entspannt abwarte oder mich mit dem Gedanken abfinde, dass »es mir später wieder einfallen wird«, kommt es mir in der Regel zu einem späteren Zeitpunkt spontan in den Sinn.

OBJEKTIVITÄT UND DISTANZIERTHEIT

Obwohl wir gerne absolut objektiv sein wollen und jegliche Voreingenommenheit aus unserer Wahrnehmung ausschließen möchten, ist das unmöglich. Wir können uns selbst gegenüber nicht absolut objektiv sein. Und auch bei der Wahrnehmung uns vertrauter Menschen, unserer Beziehungen, von Ereignissen und unserem sozialen Umfeld können wir eine gewisse Subjektivität nicht ausschließen. Aber das ist kein Grund, die Hoffnung aufzugeben, dass wir objektiver werden können, als wir es bereits sind. Wir können versuchen, unsere vorgefassten Meinungen zu erkennen, und unsere Neigung stärker kontrollieren, Dinge auf eine bestimmte Weise zu sehen. Wir können uns bemühen, unsere Beobachtungen und Deutungen weniger vom Eigeninteresse beeinflussen zu lassen und sie stärker von unserer Tendenz befreien, kognitiv auf eine gewohnte Weise zu reagieren.

Damit unsere Wahrnehmung stärker der Realität entspricht, so wie sie ist, sollten wir also versuchen, uns so weit wie möglich von unseren Vorurteilen, Klischeevorstellungen und gewohnten Verzerrungen zu lösen. Vor allem müssen wir uns bewusster machen, auf welche Weise unsere Kultur uns bestimmte Interpretationen und Sichtweisen vorgibt.

Unsere Kultur stattet uns mit einer Brille aus, durch die wir die Welt sehen. Diese Brille kann ein weites oder enges Gesichtsfeld haben, scharf oder unscharf sein, wie ein Mikroskop oder ein Teleskop wirken und so unsere Wahrnehmung begrenzen, vergrößern, verschleiern oder klarer machen. Obwohl wir ohne diese Brille nicht funktionieren können, ist sie unvermeidlich von Annahmen und Vorurteilen vernebelt, von Blockaden und Einschränkungen, die uns durch unsere kulturelle Prägung auferlegt werden. Wenn wir unser Bewusstsein klarer, genauer und umfassender entwickeln wollen, sollten wir versuchen, diese Wahrnehmungsfilter zu erkennen und zu überwinden.

Es lohnt sich, uns für eine größere Objektivität und Distanziertheit einzusetzen. Denn wenn wir einen engeren Kontakt zur Wahrheit entwickeln, erleben wir eine größere Zufriedenheit und Kraft.

Wie valide und wahr das ist, was wir beobachten, wahrnehmen und erleben, hängt zum Teil davon ab, wie distanziert und objektiv wir einer Situation begegnen. Das gilt vor allem, wenn unsere Werte, Gefühle oder Wünsche beteiligt sind. Die meisten von uns neigen dazu, das zu sehen, was sie sehen wollen, zu hören, was sie hören wollen, Beweise dafür zu finden, was sie glauben wollen, negativ auf diejenigen zu reagieren, die ihre Überzeugungen hinterfragen, und daher konträre Vorstellungen abzulehnen. In der Regel halten wir es für selbstverständlich, dass das meiste, was gegeben und vorhanden ist, auch so sein sollte, und wir glauben, dass wir objektiv sind, wenn wir Phänomene aus einer Perspektive betrachten, die auf allgemein akzeptiertem Wissen basiert.

Wir sollten keine Angst davor haben, eine Perspektive einzunehmen, die sich stark von unserer eigenen unterscheidet, so seltsam und gewagt uns das auch erscheinen mag. Selbst wenn nichts dabei herauskommt, können wir nach reichlicher Überlegung und Prüfung vielleicht unser Bewusstsein erweitern, unsere Perspektive vergrößern, Möglichkeiten in Betracht ziehen, die uns zuvor unbekannt waren, und unsere Vorstellungskraft dazu anregen, »eine andere Seite« zu sehen.

Wir werden objektiver und reduzieren unsere Voreingenommenheit, wenn wir versuchen ...

> ... das Verhalten anderer weniger zu bewerten und zu verurteilen. Dann können wir es klarer so sehen, wie es ist.

> ... die Wahrheit in einer Situation zu erkennen, selbst wenn es nicht unserem eigenen Interesse dient.

… angesichts einer Situation, einer Beziehung oder im Austausch mit anderen unsere Vorurteile zu erkennen und zu verbannen oder sie zur Kenntnis zu nehmen.

… unsere felsenfesten Überzeugungen, wenn auch nur vorübergehend, beiseitezuschieben und zu hinterfragen. Stattdessen sollten wir prüfen, wie es wäre, anders zu denken und welche Konsequenzen sich daraus ergeben könnten.

… uns von unseren eigenen Überzeugungen zu lösen, wenn ein anderer vollkommen gegensätzliche Meinungen hat. Wir sollten diese gegensätzlichen Werte zur Kenntnis nehmen und akzeptieren, dass sie potenziell genauso legitim sein können wie unsere eigenen, obwohl sie sich so radikal davon unterscheiden. Zudem sollten wir aufmerksam und genau zuhören, um die Bedeutung und die Intention der anderen Haltung zu verstehen. Selbst wenn wir unsere Meinung nicht ändern, können wir die Position der anderen Person mehr als zuvor würdigen oder respektieren.

… uns selbst systematisch zu vergegenwärtigen, auf welche Weise unsere Kultur uns geprägt hat: Dazu gehören unsere als selbstverständlich erachteten Denkweisen und Empfindungen; das, was wir als wertvoll empfinden; unsere Annahmen in Bezug auf die menschliche Natur und die menschliche Verfassung, darauf, wie wir leben und welche Grenzen wir setzen sollten. Erkennen Sie diese kulturelle Prägung und machen Sie sich diese so weit wie möglich bewusst. Fassen Sie sie für sich selbst in Worte und fragen Sie sich, ob Sie tatsächlich mit allem übereinstimmen und warum. Versuchen Sie dann, sich von den Dingen, die inakzeptabel oder fragwürdig sind, zu verabschieden.

… angesichts verschiedener Standpunkte in einer vielschichtigen Diskussion oder Debatte jede Haltung »zu erproben«, indem wir sie so leidenschaftslos wie möglich mit unserer eigenen vergleichen. Dann sollten wir versuchen, aus jeder dieser Perspektiven heraus zu argumentieren, um zu erkennen, wie sie sich auf unser eigenes Denken und unsere Empfindungen auswirkt.

… die Werte einer anderen Kultur, die sich stark von unseren eigenen unterscheiden, wohlwollend im Vergleich zu betrachten. Danach sollten wir versuchen, die Unterschiede miteinander zu vereinen, oder rechtfertigen, warum wir unsere kulturellen Werte aufrechterhalten.

… uns Alternativen zur gewohnten Art und Weise vorzustellen, wie wir eine Situation betrachten, sowie zur Weltsicht, mit der wir ihr begegnen.

… eine Distanz zu uns selbst und zu den Situationen aufzubauen, in denen wir uns befinden. Wir sollten eine Position außerhalb von uns selbst einnehmen und uns sowie unsere Überzeugungen so betrachten, als wären wir jemand anderer.

Mein Seminar

Ich leite ein Seminar, in dem alle Studierenden sich dazu verpflichten, jedes einzelne Mal anwesend zu sein und mir vorher Bescheid zu geben, wenn es ihnen nicht möglich ist. Eine Studentin ist eines Tages abwesend und ruft mich nicht an. Ich bin ziemlich genervt von ihr, und als sie das nächste Mal eintrifft, bin ich erpicht darauf zu erfahren, warum sie das letzte Mal gefehlt hat, und frage sie genau das. Sie erzählt mir, dass ihre Mutter gestorben sei. Ich antworte: »Dann ist es in Ordnung.« (Damit meine ich, dass der Grund für ihr Fehlen akzeptabel ist.) Kaum sind mir die Worte über die Lippen gegangen, wird mir bewusst, wie gefühllos, kaltherzig und unmenschlich meine Bemerkung war. Ich entschuldige mich rasch und spreche ihr mein Beileid aus. Dann denke ich darüber nach, wie engstirnig und beschränkt meine Haltung und meine Antwort waren, und ich frage mich, was mich dazu verleitet hat, der Antwort des Lehrers Vorrang vor der menschlichen Antwort zu geben. Ich komme zu dem Schluss, dass ich zu sehr darauf aus war, die Regeln aufrechtzuerhalten und als Autorität aufzutreten, die diese durchsetzt, anstatt auf einer menschlichen Ebene zu reagieren. Ich kann mich selbst nicht leiden, weil ich diese Antwort gegeben habe, und gelobe, dass ich so etwas nicht noch einmal zulassen werde.

PERSPEKTIVE

Da wir seit langer Zeit leben, prägen Jahre der Erfahrung unsere Wahrnehmung, unsere Gedanken und unser Verständnis. Wir sind weiser und stärker geworden – etwa durch die Auseinandersetzung mit Krisen, die wir gemeistert haben, durch unseren Sinn dafür, wie manche Dinge im Laufe der Zeit funktionieren, durch unvorhergesehene Schwierigkeiten und Überraschungen und durch unser Wissen darum, wie fragil und ungewiss das Leben ist.

In unseren überaus ernsten und kontemplativen Momenten kann sich eine philosophische Perspektive herauskristallisieren, die unser Leben prägt. Sie kann sowohl unsere unmittelbare Lebenssituation durchdringen als auch den Kontext, in dem sie entsteht; sie kann die Art und Weise beeinflussen, wie wir uns selbst, andere Menschen und das Universum betrachten; und sie kann uns helfen, all das zu deuten. Diese Perspektive kann uns helfen, über die Dinge, die sich ereignen, hinauszublicken. Sie bietet einen Blickwinkel, ein Bezugssystem für die Sicht auf unser Leben und unsere Welt.

Somit kann eine umfassende und tiefgehende Perspektive uns helfen ...

... die vergänglichen, vorläufigen und oberflächlichen Werte, Überzeugungen und Verhaltensweisen von den tiefgehenden und dauerhafteren zu unterscheiden.

... uns die Verkettung der generationenübergreifenden Kontinuität bewusst zu machen und uns selbst als Instrument und Zwischenstopp im Laufe der menschlichen Evolution zu betrachten.

... Erkenntnisse angesichts der Verbindung und Intensität von Leben und Tod zu entwickeln.

... die Verwicklungen und die Komplexität sowie die Einfachheit des Lebens zu akzeptieren und zu schätzen.

... die Mischung aus Kind und Erwachsenem wahrzunehmen, die in jedem von uns existiert.

... darüber nachzudenken, welche Rolle Glück und Zufall für die Entwicklung unseres Schicksals spielen.

... das Fortbestehen der Menschheit zu würdigen, obwohl kein einziges Individuum ewig lebt.

… uns selbst als Teil eines größeren Ganzen zu begreifen – einer Menschheit – und zu erkennen, auf welche Weise wir einen kleinen Beitrag zu diesem großen Ganzen beisteuern.

… darüber nachzudenken, ob wir eine Bestimmung haben, und, falls dem so ist, wie diese aussieht.

… hinter die oberflächliche Erscheinung einer Person, Situation oder Beziehung zu blicken und zu erkennen, was vorhanden und was authentisch und echt ist.

… etwas über die Möglichkeiten und Begrenzungen des Lebens zu begreifen.

… unseren Horizont zu erweitern und uns nicht nur auf unser nahes Umfeld und unsere persönlichen Belange auszurichten, sondern auch auf die Sorgen und Belange der Welt.

… einen umfassenderen, ganzheitlicheren Blick angesichts der Wechselbeziehungen des Lebens auf diesem Planeten zu entwickeln, vor allem zwischen uns selbst und der Natur.

… eine historische und gleichzeitig interkulturelle Perspektive einzunehmen und die Gegenwart mit Bezug zur Vergangenheit zu betrachten sowie unsere eigene Kultur in Bezug zu anderen Kulturen.

… unseren Einfallsreichtum zu fördern, um originelle und kreative Ideen bei Themen zu entwickeln, die uns interessieren.

… einen kosmischen Standpunkt einzunehmen und uns selbst nicht nur im Rahmen der Menschheitsgeschichte, sondern auch im Kontext der Geschichte der Planeten und des Universums zu betrachten.

… grundlegende Prinzipien und universelle Wahrheiten in Bezug auf das menschliche Verhalten zu erkennen und eine Ethik zu entwickeln, die wir respektieren und verkörpern können.

Eine tiefgehende und weitreichende Perspektive kann die Grenzen unserer Persönlichkeit erweitern und einen wichtigen Beitrag dazu leisten, wie wir uns als Mensch weiterentwickeln.

MEDITATION UND GEBET

Wenn wir jeden Tag etwas Zeit mit Meditation oder im Gebet verbringen, kann sich unser Bewusstsein außerordentlich erweitern. Es gibt viele Meditationsformen, die uns helfen, den Geist zu beruhigen und unsere Konzentration zu fördern. Den meisten gemeinsam ist eine Phase des ruhigen Dasitzens, in der wir üben, unseren Geist zur Ruhe zu bringen, und uns auf etwas Bestimmtes fokussieren, wie etwa auf unsere Atmung oder ein Mantra. Eine solche mentale Praxis kann tiefgreifende Vorteile haben, vor allem wenn sie täglich durchgeführt wird.

Dr. Herbert Benson von der medizinischen Fakultät an der Harvard University hat die gesundheitsfördernden Wirkungen der Meditation intensiv untersucht. Abgesehen von der spürbaren Erfahrung, ruhiger zu werden, uns erfrischt und entspannt zu fühlen, verändern sich auch die Gehirnwellen während der Meditation. Insgesamt trägt dies zur Verbesserung einer ganzen Reihe von gesundheitlichen Problemen bei.

Das Gebet ist eine sehr persönliche Aktivität zwischen uns selbst und einer spirituellen Realität, die dem eigenen Verständnis oder Glauben entspricht. Eine kurze Zeit des Gebets, ob täglich oder weniger häufig, kann Geist und Seele beruhigen und uns helfen, uns mit einer Kraft verbunden zu fühlen, die größer ist als wir selbst. Da das Gebet unseren Geist zur Ruhe bringt, kann es uns helfen, uns zu konzentrieren und in unserem Leben in all seiner Komplexität präsent zu sein. Es schenkt uns eine spirituelle Verbindung und Trost und kann so unser Bewusstsein erweitern. Im Gebet entwickeln wir eine Haltung tiefer Empfänglichkeit und beobachten ruhig unsere Gedanken und Gefühle angesichts eines Problems. Allein dadurch gelangen wir häufig zu Lösungen und Erkenntnissen, auf die wir normalerweise nicht gekommen wären.

HUMOR

Wenn wir das Komische, Absurde, Amüsante und extrem Lustige in einer Situation wahrnehmen, entwickeln wir ein gewisses Maß an Objektivität. Den Humor zu fördern und zum Ausdruck zu bringen, kann gleichzeitig ein Ziel an sich als auch eine Form von Objektivität sein. Wenn wir über etwas Witze machen, vor allem über uns selbst, können wir innerlich auf Distanz gehen und über uns selbst lachen. Solche Erfahrungen bieten uns die Möglichkeit, uns selbst in einem neuen Licht zu sehen. Humor und Lachen können wertvolle emotionale Ventile sein, die einen Moment fröhlich, spritzig und lustig werden lassen. Humor kann Anspannung abbauen und Missbehagen sowie Ängste mindern oder eine belastende Atmosphäre mit mehr Leichtigkeit erfüllen. Außerdem hilft er uns, mit ablehnenden und negativen Menschen fertigzuwerden. Zudem ist Humor in einer Gruppe ein Mittel, um ein angenehmes Gefühl der Gemeinsamkeit zu erzeugen, bei dem alle Beteiligten ihr gemeinsames Menschsein spüren.

Norman Cousins war ein US-amerikanischer Pionier beim Einsatz des Lachens zur Heilung körperlicher Krankheiten. Mithilfe von Filmen der Marx Brothers brachte er sich selbst täglich buchstäblich stundenlang zum Lachen, als er aufgrund einer schweren Erkrankung im Krankenhaus war. Seitdem zeigt eine Studie nach der anderen, dass Lachen das Immunsystem stärkt und die Wirkung von Stress reduziert. Der psychische und physische Nutzen von Humor und Lachen kann gar nicht zu hoch eingeschätzt werden. So schreibt Cousins: »Es hat funktioniert. Ich habe die glückliche Entdeckung gemacht, dass zehn Minuten herzhaftes Lachen aus dem Bauch heraus eine anästhetische Wirkung hatte und mir für mindestens zwei Stunden einen schmerzfreien Schlaf bescherte. Wenn die schmerzlindernde Wirkung des Lachens nachließ, schalteten wir erneut den Filmprojektor an, und nicht selten führte das zu einem weiteren schmerzfreien Intervall.«

Alle oben beschriebenen Prozesse können unser Bewusstsein erweitern. Es ist wichtig, einen gewissen Einsatz zu bringen, die Dinge zu praktizieren und dranzubleiben. Je mehr Instrumente wir nutzen, desto größer wird unser Bewusstsein und desto größer wird unsere Belohnung sein.

5
ALTERSDISKRIMINIERUNG UND NEGATIVE ALTERSBILDER

Die Altersdiskriminierung ist ein stigmatisierendes Vorurteil, das ältere Menschen schlechtmacht, sie benachteiligt, ihnen ihr Menschsein abspricht und ihre Chancen schmälert, ein erfüllendes und lohnendes Leben zu führen. Bei den meisten Leuten ist es eine tief verwurzelte Haltung. Sie ist so unbeabsichtigt und unbewusst, dass wir sie häufig nicht erkennen, wenn wir die Opfer sind. Und es ist uns genauso wenig bewusst, wenn wir selbst die Täter sind.

Ich verwende den Begriff »negative Altersbilder«, um das Prinzip der Altersdiskriminierung zu veranschaulichen. Er kann genutzt werden, um die Restriktionen und Ausgrenzungen zu beschreiben, die uns auferlegt werden. Wie manche Schauspieler werden wir auf stereotype Bilder und Rollen festgelegt – besonders auf die Rolle der »alten Person« (und ihre vielen Untergruppen). Unter den Lebewesen werden wir einer gesonderten Kategorie zugeordnet. Es ist ein Bild, dem wir auf unbestimmte Zeit entsprechen sollen – eine Rolle, an die negative Erwartungen geknüpft sind und die durch heruntergeschraubte Anforderungen und Einschränkungen charakterisiert ist. Wenn der Stempel der Ablehnung in Form von Altersdiskriminierung zu den negativen Altersbildern hinzukommt, werden uns Identitäten übergestülpt, die uns als vitale Menschen begrenzen, herabsetzen, demütigen und uns vom Rest der Gesellschaft trennen. Somit werden wir nicht als die realen Menschen gesehen, die wir sind, sondern lediglich als Schatten, die durch altersdiskriminierende Projektionen erzeugt werden.

Allerdings müssen wir uns nicht von diskriminierenden Erwartungen oder bestimmten Bildern dominieren lassen. Wir können unsere gewählten Ziele verfolgen – besonders wenn sie diesen Erwartungen nicht entsprechen. Auch wir können sein, was im Allgemeinen als Vorrecht der Jüngeren gilt: enthusiastisch, lebendig, engagiert, vital, leidenschaftlich, vorwärtsgerichtet und optimistisch.

Es gibt natürlich eine Reihe von kulturellen Gründen, warum negative Altersbilder und Altersdiskriminierung in unserer Gesellschaft so stark vorherrschen und so tief in Form von Vorurteilen in der Psyche der meisten von uns verankert sind. Wenngleich wir es nicht auf eine einzige Ursache zurückführen können, spiegelt unsere Geringschätzung älterer Menschen wahrscheinlich einige zentrale Werte unserer Gesellschaft wider.

Der Individualismus hat nach wie vor einen sehr großen Stellenwert in der Gesellschaft. Wir schätzen Unabhängigkeit und persönliche Initiative und bewerten Abhängigkeit dagegen eher negativ, wenngleich sie die Realität allen Lebens auf dem Planeten ist. Wir wissen, dass völlige Unabhängigkeit nie wirklich existieren kann – wir alle brauchen einander und sind zudem auf die lebenserhaltenden Systeme der Erde angewiesen, um unsere physische Existenz zu bewahren. Dennoch streben wir nach Unabhängigkeit. Ältere Menschen erinnern uns daran, dass wir einander brauchen, und führen uns die größere Abhängigkeit vor Augen, in die wir alle kommen werden, wenn wir lange genug leben. Irgendwann werden wir stärker auf die Familie und Betreuungspersonen angewiesen sein.

Ein weiterer Faktor, der zur weitverbreiteten Altersdiskriminierung beiträgt, ist die geldorientierte Gesellschaft. Wir leben in einer Gesellschaft, die das allmächtige Geld quasi über alles schätzt. Dazu gehört das kulturelle Gebot, hart zu arbeiten und uns unsere Brötchen zu verdienen. Es ist eine der wesentlichen Quellen unseres Selbstwerts und unseres »Werts« generell – das gilt besonders für Männer. Wenn wir in den Ruhestand gehen und kein Geld mehr verdienen, wertet die Gesellschaft uns ab, ebenso wie all die anderen, die als Versager gelten – Sozialhilfeempfänger, arme Menschen, Obdachlose. Nach Ansicht vieler Leute werden wir als Menschen unbedeutend. Das ist natürlich lächerlich. Der Wert von Menschen sollte nie daran bemessen werden, was sie verdienen oder ob sie erwerbstätig sind.

Es könnte zudem einen existenziellen Grund geben: unsere Angst vor dem Tod. Alte Menschen sind dem Tod näher als die meisten anderen. Daher erinnern sie uns an diese schreckliche Unausweichlichkeit. Wir versuchen, die Realität des Todes zu ignorieren oder zu leugnen, und daher lehnen wir diejenigen ab, die uns an die bevorstehenden Dinge erinnern oder als Vorboten fungieren. Wir halten den Jüngeren ein Bild vor, das zeigt, wie sie später sein werden – und ihnen gefällt nicht, was sie sehen. Also machen sie die Botschafter schlecht, weil diese sie dazu zwingen, sich mit einer Botschaft aus der Zukunft zu konfrontieren.

Die Altersdiskriminierung und negative Altersbilder verüben viele Angriffe auf das Selbst älterer Menschen. Diese Attacken können unterschiedlich aussehen: Sie treten in Form von Demütigungen oder Respektlosigkeit seitens anderer auf, in Form von Herabwürdigungen und als Angriffe auf unsere Würde und unseren Wert. Nachdem wir mehr als genug davon ertragen haben, erahnen wir solche Herabsetzungen unserer selbst ohne Weiteres – und es graut uns davor.

Angriffe auf das Selbst kommen aus vielen verschiedenen Richtungen, und die Altersdiskriminierung und bestimmte Altersbilder tragen potenziell zu jedem davon etwas bei. Zum Beispiel, wenn jemand uns so behandelt, als wären wir lästig und langweilig. Oder wenn eine Organisation unsere Dienste nicht in Anspruch nehmen möchte. Wenn eine bürokratische Institution uns wie eine Nummer behandelt. Wenn eine Behörde von uns erwartet, dass wir bitten und betteln, um einen Service zu bekommen, für den sie zuständig ist. Wenn ein Arbeitgeber uns kündigt. Es kann schwierig sein zu erkennen, ob wir aufgrund von Altersdiskriminierung schlecht behandelt werden oder ob es auch passieren würde, wenn wir jünger wären. In jedem Fall summieren sich solche Angriffe auf das Selbst und können uns einschüchtern, wenn wir uns nicht dagegen wehren.

Angriffe auf das Selbst erleben wir auch, wenn andere uns so sehen oder behandeln, als wären wir nicht einmal menschlich. Wenn sie sich so verhalten, als existierten wir nicht, obwohl wir ihnen begegnen.

Diese Form des Angriffs hat viel mit der Art und Weise gemeinsam, wie People of Color und Frauen in ihrem Leben generell, unabhängig von ihrem Alter, behandelt werden, und ist genauso abstoßend. Für Menschen, die aus irgendwelchen Gründen in ihrem Leben immer wieder diskriminiert wurden, fühlt sich der entmenschlichende Stachel der Altersdiskriminierung auf bittere Weise vertraut an.

Wir erkennen vielleicht nicht immer, inwiefern die Altersdiskriminierung und negative Altersbilder zu unserem geringen

Selbstwertgefühl, zu Hoffnungslosigkeit und einfacher Niedergeschlagenheit beitragen oder aber zu unserer Neigung, uns stärker zurückzuziehen. Wenn wir Altersdiskriminierung erkennen und sie bewusst und entschlossen ablehnen, kann uns das allerdings helfen, uns glücklicher und stärker zu fühlen und unser Selbstbewusstsein und unsere Motivation wiederaufzubauen.

Wenn Sie sich fragen, ob Sie ein Opfer von Altersdiskriminierung geworden sind, sollten Sie sich einen Moment Zeit nehmen. Sind Sie an jemandem vorbeigekommen, der nicht auf Sie reagiert hat, obwohl Ihre Anwesenheit nicht zu übersehen war? Gibt es Momente, in denen man Ihnen mit Interesselosigkeit begegnet, andere durch Sie »hindurchsehen« oder man Sie abtut, als wären Sie nicht wichtig? Gibt es Zeiten, in denen Sie wie ein Objekt behandelt werden: wie etwas, das im Weg ist oder das man vermeiden sollte? Sind andere so mit Ihnen verfahren, als wären Sie bereits tot, haben sie über Sie geredet, als wären Sie nicht anwesend, obwohl Sie deutlich sichtbar da waren? Oder sind andere so mit Ihnen umgegangen, als wären Sie »nicht ganz zurechnungsfähig«? Haben andere Ihre Erfahrung abgewertet und sie als Irrtum einer älteren Person abgetan? Wurde Ihnen der Zutritt zu einem Ort oder einer Veranstaltung verwehrt, weil Sie »zu alt« sind?

STEREOTYPE

Menschen nutzen eine Reihe von Begriffen und Vorstellungen, um ältere Leute zu diskriminieren und ihnen ihre Menschlichkeit abzusprechen. Es kann hilfreich sein, sich mit solchen Stereotypen auseinanderzusetzen, so grässlich sie auch sein mögen, um darüber nachzudenken, welche davon Falschaussagen und Vorurteile sind, die auf Altersdiskriminierung und negativen Altersbildern basieren. Wenn wir lernen, altersdiskriminierende Sprache und Einstellungen zu erkennen, können wir bei anderen und uns selbst besser dagegen angehen.

Es heißt, wir seien überheblich, redselig, langweilig, argwöhnisch, fordernd, ahnungslos, lästig, quengelig und würden allen auf die Nerven gehen. Angeblich sind wir unnachgiebig und eigensinnig – schwerfällig, rückwärtsgerichtet, nicht auf der Höhe der Zeit, egozentrisch, verschroben, dickköpfig und unflexibel. Zudem sind wir angeblich mit uns selbst beschäftigt, vor allem mit unserer Vergangenheit, haben Angst vor der Zukunft und empfinden sie als düstere Perspektive. Dem Stereotyp zufolge sind wir unbeteiligt, unproduktiv, haben nichts zu tun, »stehen neben uns«, sind distanziert und nicht auf das moderne Leben ausgerichtet. Wir sind unbeholfen, wiederholen uns ständig, sind passiv und beneiden diejenigen, die jünger sind als wir selbst.

Durch eine stereotype Brille betrachtet, sind wir außerdem tattrig, haben unsere beste Zeit längst überschritten und verdienen es nicht, respektiert zu werden oder Gehör zu finden. Ineffektiv und inkompetent, wie wir sind, werden wir wahrscheinlich keinen bedeutenden Einfluss auf irgendjemanden oder irgendetwas haben. An diesem Punkt muss man uns nicht mehr ernst nehmen, weil wir rasch abbauen und auf das Abstellgleis geschoben werden sollten. Davon abgesehen, haben wir nicht schon genug von allem profitiert? Sicherlich haben wir nicht noch mehr verdient.

Sie kennen all die gedankenlosen Klischees: *Alter schützt vor Torheit nicht. Was Hänschen nicht lernt, lernt Hans nimmermehr. Das Interesse der Alten an Sex ist völlig würdelos.* Und so drängen viele uns an den Rand der Gesellschaft und verbannen uns auf erniedrigende Positionen. Sie sehen uns nicht und haben Angst davor, uns auch nur anzusehen, weil wir nicht richtig menschlich sind – wir sind eine von den anderen getrennte und unerwünschte Daseinsform.

Solche Altersbilder und altersdiskriminierenden Haltungen vertreten selbstverständlich nicht alle, und sie werden auch nicht auf alle Alten projiziert. Einige Ausreißer – herausragende Senioren mit einer bemerkenswerten Persönlichkeit oder einem beeindruckenden Talent oder Menschen, die einen hohen Status oder Macht und Vermögen haben – sind von der Stigmatisierung möglicherweise ausgeschlossen. Aber Altersdiskriminierung und Altersbilder sind verbreitet genug, dass die große Mehrheit der Älteren in irgendeiner Form darunter leidet.

Welche altersdiskriminierenden Vorstellungen und Gefühle haben Sie übernommen? Ist Ihr Selbstwertgefühl geringer geworden, weil Sie ein höheres Lebensalter erreicht haben? Oder lehnen Sie andere aus demselben Grund ab? Wenn wir unsere Empfindungen in Bezug auf das Alter genau untersuchen, können wir unsere eigenen vorgefassten Meinungen, Fehlannahmen und einige sich selbst erfüllende Prophezeiungen erkennen. Darüber hinaus können wir mehr über die Wahrheit und Realität des Alterns lernen, die sich überaus von den Vorurteilen in unserer Gesellschaft unterscheiden.

Warum verinnerlichen wir altersdiskriminierende Annahmen, die unserem eigenen Wohlbefinden so sehr schaden? Andere Menschen und die Medien überschütten uns mit Bildern und Vorstellungen, die Hinfälligkeit, Verwirrtheit und Abhängigkeit zeigen. Sowohl bewusst als auch unbewusst akzeptieren wir diese Bilder und Vorstellungen, weil sie so dominant sind und als selbstverständlich gelten. Im Laufe der Zeit werden diese

Vorstellungen in unserem Selbstbild verankert, und wir verhalten uns wie erwartet und so, wie es uns vorhergesagt wird. Die Altersdiskriminierung beinhaltet gerade genug Realität, um eine gewisse Basis zu haben – wir *sind* langsamer und nicht so stark, wie wir es einmal waren. Aber es ist nur ein lückenhafter Teil der Realität. Der Großteil der Vorstellungen über uns besteht aus groben vorgefassten Meinungen beziehungsweise Fehlannahmen – und somit aus Vorurteilen. So sind wir zum Beispiel durchaus in der Lage, neue Dinge zu lernen, sie uns zu merken und weiterhin in einem ziemlich hohen Tempo Neues aufzunehmen.

DIE LÜGE DURCHSCHAUEN

Wenn wir unsere eigene Altersdiskriminierung und die eigenen negativen Altersbilder durchschauen und ablehnen, können wir beginnen, sie als das zu sehen, was sie sind: eigennützige Stereotype und Abwehrmechanismen gegen die Ängste von Menschen, die sich davor fürchten, sich mit ihrem zukünftigen älteren Selbst auseinanderzusetzen.

Obwohl die Herabwürdigung älterer Menschen in unserer Kultur so weit verbreitet ist, dass sie uns normal erscheint, ist sie das keineswegs. In vielen Gesellschaften auf der ganzen Welt werden ältere Menschen nicht in Pflegeheime abgeschoben. Sie werden nicht als Last für den normalen Ablauf des Lebens gesehen. Stattdessen gehören die Senioren zu den am meisten geschätzten Menschen der Gesellschaft – aufgrund ihres Wissens, ihrer Weisheit und aufgrund des Beitrags, den sie im Laufe ihres Lebens geleistet haben und auch weiterhin leisten.

Wir können unsere Gesellschaft und ihren Umgang mit den

Alten zwar nicht über Nacht verändern, aber wir können auf eine Veränderung hinarbeiten und sicherlich die Altersdiskriminierung in uns selbst verändern, die uns einschränkt und davon abhält, im Alter Erfüllung zu finden und das Leben in vollen Zügen zu genießen.

Trotz meiner persönlichen Bemühung, mich von solchen Einstellungen zu verabschieden, ist der Kampf nie ganz zu Ende. Ich muss ständig auf der Hut vor meinen altersdiskriminierenden Ansichten sein, die mir nicht bewusst sind. Ich halte den Kampf gegen altersdiskriminierende Vorstellungen zum Beispiel dadurch weiter aufrecht, dass ich mich selbst und andere darauf aufmerksam mache, wenn der Begriff »alt« mit Schwäche, Hinfälligkeit oder anderen negativen Aspekten in Verbindung gebracht wird.

Wie können wir beginnen, an uns selbst zu arbeiten, um unsere eigenen altersdiskriminierenden Einstellungen loszuwerden?

Zunächst können wir uns mit der umfangreichen Forschung befassen, die das kontinuierliche Wachstum sowie das Lern- und Entwicklungspotenzial von Menschen über sechzig belegt. Wir können uns über die große Anzahl von Menschen in fortgeschrittenem Alter informieren, die produktiv und kreativ bleiben und einen wichtigen Beitrag für andere und die Gesellschaft leisten. Wir können uns dekonditionieren, indem wir unsere eigenen Fähigkeiten sowie die von Gleichaltrigen auflisten und damit vergleichen, was von uns erwartet wird. Wir können uns auf die Bereiche ausrichten, in denen wir viel Großartiges beitragen, und uns von unserer Überzeugung befreien, das Leben sei in unserem Alter »vorbei«. Wir können darüber nachdenken, unser Leben so zu gestalten, wie wir es uns wünschen. Anstelle von altersdiskriminierenden Ansichten können wir alternative Vorstellungen und Erwartungen in Betracht ziehen, um dem Älterwerden zu begegnen. Vorstellungen, die das Leben attraktiver und anspruchsvoller machen und einen Kontext bieten, in dem wir es sehen können.

Und schließlich können wir ein paar oder alle der folgenden Einstellungen und Annahmen über alte Menschen und das spätere Leben übernehmen: Jedes menschliche Leben ist wertvoll und kann – in jedem Alter – von uns gestaltet werden, sodass es ein Instrument der Schönheit, Nützlichkeit, Fürsorge, Kreativität, Erlebnisintensität, eines größeren Bewusstseins und größerer Menschlichkeit wird. Unser Leben, unsere Gesundheit, unser Selbstwertgefühl, unsere Möglichkeit, eine fortwährende Befriedigung aus dem Leben zu beziehen, sind ebenso wichtig wie die aller anderen. Uns allen ist eine gemeinsame Menschlichkeit zu eigen, und wir alle haben viel für die Menschheit beizutragen. Solange wir leben, ist es wichtig, so zu bleiben, wie wir sein wollen, und nicht lediglich so, wie andere es von uns erwarten.

Was Fähigkeiten, Wissen, Weisheit und Perspektiven betrifft, haben wir viel zu bieten. Mehr als die meisten anderen können wir wichtige Werte erkennen, einen wertvollen ethischen Kodex aufrechterhalten, das menschliche Dasein verstehen, mit unseren Misserfolgen fertigwerden und unsere Erfolge feiern, auf sensible und verantwortungsvolle Weise mit anderen umgehen und eine Verbindung zu unserem tieferen authentischen Selbst herstellen. Lassen Sie uns stolz auf unser jetziges Alter sein und es als Errungenschaft und Fortsetzung unserer besonderen Qualitäten und unseres Lebens betrachten. Wir sollten uns als erlesene Gruppe sehen, für die der Beitrittspreis ein Minimum von sechzig Jahren voller gesammeltem Wissen, voller Fürsorge und Weisheit ist. Heutzutage ist das Älterwerden etwas Alltägliches, und jeder Tag bietet uns die Chance, uns mit einem Problem zu arrangieren, uns selbst in irgendeiner Weise zu erfüllen und andere zu unterstützen. Ein höheres Alter muss nichts beweisen, nichts gewinnen, um nichts kämpfen, mit nichts angeben, es gibt keinen Grund, herausragende Leistungen zu erbringen, keinen Grund, die Nummer eins zu sein, keinen Grund, ein Vermögen zu verdienen oder überaus erfolgreich zu sein. Wir Älteren haben vielfältige Lebensstile, Perspektiven, Einstellungen, Werte und Überzeugungen. Wir unterscheiden uns also sowohl untereinander als auch von den jüngeren Menschen. Dennoch sind wir in unserem grundlegenden Menschsein alle gleich.

Als ich älter wurde, erkannte ich meine Zugehörigkeit zur großen Daseinskette. Wir sind Glieder in dieser unaufhörlichen Kette. Wir sind Teil eines größeren Ganzen. In meinem Alter bin ich begierig darauf, die Mysterien des Lebens zu durchdringen. Ich frage mich, ob sie mich finden werden oder ob ich sie finde. Und falls es mir gelingt, was werde ich erfahren, und was werde ich mit diesem Wissen anfangen?

Wir können uns glücklich schätzen, dass wir unser Alter erreicht haben. (Bedenken Sie, was die Alternative wäre.) Das spätere Leben ist eine Zeit, um umzudenken: Wir können alte Illusionen über Bord werfen und neue Metaphern heranziehen, hoffentlich mit einem etwas größeren Bewusstsein, dass es sich um Metaphern handelt.

Ein paar Gedanken, die Sie beherzigen können:

- Erwarten Sie im Alter das Schlimmste. Wenn es nicht eintritt, seien Sie dankbar.

- Erwarten Sie im Alter das Beste. Wenn Sie es nicht bekommen, fragen Sie sich, woran das liegt.

- Das Alter muss die großartigste Zeit sein, schließlich wurde es bis zum Schluss aufgehoben.

- Jeder hat ein Recht, das zu sein, wozu er bestimmt ist, das heißt, ein Recht darauf, das eigene Potenzial zu verwirklichen.

- Das Alter kann die beste Zeit unseres Lebens oder die schlimmste Zeit unseres Lebens sein. Es hängt davon ab, was wir daraus machen.

Wenn wir älter werden, neigen wir dazu, uns in unserer persönlichen Welt zu verschließen. Die Herausforderung ist, interessiert zu bleiben, unseren Horizont und unseren Geist zu erweitern, unser Mitgefühl und unsere Empathie zu stärken, nach neuen Erfahrungen zu suchen sowie uns für neue Hoffnungen und Wunder zu öffnen. Das spätere Leben ist eine Zeit, um jeden Tag etwas Großes oder Kleines zu feiern. Zudem ist es eine Zeit, um gelegentlich zu trauern, wenn Trauer angesagt ist.

Wenn wir unsere eigene Altersdiskriminierung beenden, können wir lernen, uns selbst zu akzeptieren und anzuerkennen und uns als alternden Menschen sogar lieben. Wir können das

Gefühl haben, eine wertvolle Person mit einem lohnenden Leben zu sein, und das nicht trotz unseres Alters, sondern gerade deshalb – aufgrund dessen, wer und was wir als älterer Mensch sind. Wenn wir uns einmal auf eine solch positive Weise betrachten, kann es leichter sein, uns gegen negative Altersbilder und Altersdiskriminierung zu wehren, sobald sie auftauchen.

Zur Hölle mit den altersdiskriminierenden Erwartungen. Lassen Sie uns diese auf den Kopf stellen. Lassen Sie uns allen zeigen, dass wir glorreich und mit Biss älter werden können. Wenn nicht jetzt, wann dann?

6
PROBLEME IM ALTER

Das spätere Leben bringt eine Reihe eigener Herausforderungen mit sich. In unseren Sechziger-, Siebziger-, Achtziger- und Neunzigerjahren können wir natürliche und unvermeidliche Abbauprozesse und körperliche Einschränkungen erwarten. Die Intensität und das Ausmaß variieren bei verschiedenen Menschen in unterschiedlichem Alter. Wir müssen immer wieder mit einer Reihe von Anpassungen auf unsere körperlichen Schwächen und deren Auswirkungen auf unser Gefühlsleben und unsere Psyche reagieren. Im Alter sind wir mit neuen emotionalen Problemen konfrontiert oder wir versuchen, ungelöste Probleme aus früheren Lebensphasen zu klären. Einige Schwierigkeiten, mit denen wir beim Älterwerden zu tun haben, sind sozialer Art. Sie stammen aus unseren Beziehungen mit anderen oder basieren auf gesellschaftlichen Problemen – wie zum Beispiel Altersdiskriminierung, wirtschaftlichen Problemen oder Ängsten im Zusammenhang mit der persönlichen Sicherheit. Andere Themen sind persönlicher, wie etwa unerfüllte Bedürfnisse nach persönlichem Schutz, erfüllenden Beziehungen, einem starken Selbstbewusstsein und Selbstverwirklichung. Möglicherweise begegnen wir auch Ängsten, die mit dem Alter größer geworden sind, vor allem Ängsten vor Verletzung, Krankheit, Verlust, Tod und Sterben. Darüber hinaus bedauern wir vielleicht, auf welche Weise sich unser Leben bisher entwickelt hat, und würden uns wünschen, dass wir einiges anders gemacht hätten. Die Herausforderung im späteren Leben besteht darin, den effektivsten und hilfreichsten Weg zu finden, um mit unseren Bedürfnissen, Ängsten und unserem Bedauern fertigzuwerden, um dann so weiterzumachen, dass wir auf eine gute Weise älter werden und uns zu den besten Menschen entwickeln, die wir sein können.

VERÄNDERUNG

Für die meisten von uns bringt das Alter Veränderungen mit sich, an die wir uns anpassen müssen. Während wir älter werden, haben die meisten von uns den innigen Wunsch, das Leben genauso weiterzuführen, wie es ist, da es uns ein Gefühl der Vertrautheit und Sicherheit schenkt. Doch egal wie sehr wir auch hoffen, dass unser Leben, unser Körper und unser Umfeld genauso bleiben, wie sie sind – sie werden sich unausweichlich verändern. Wir sollten uns daher fragen, wie ablehnend oder wie offen wir angesichts von Veränderungen sind.

Wenn wir älter werden, schalten viele von uns etwas ab – wir wiederholen alte Verhaltensmuster, werden unnachgiebiger in unserem Denken und Tun. Wir lehnen Veränderungen des Wohnorts, bei Beziehungen sowie Alltagsroutinen ab. Veränderungen, vor allem große Veränderungen, bringen tatsächlich manchmal Kummer und Sorgen mit sich. So war zum Beispiel der Vater einer Freundin von mir ziemlich gestresst, als er von dem Haus, in dem er gut fünfzig Jahre lang gelebt hatte, in eine Wohnung umzog. Häufig wehren wir uns dagegen, uns von gewohnten Abläufen zu verabschieden, und wir bestehen hartnäckig darauf, auf gewohnte Art und Weise weiterzuleben. Wenn wir unsere Reaktionen auf Veränderungen beobachten, können wir eher erkennen, welche Wirkung sie auf uns haben. Das kann uns helfen, uns auf spätere Veränderungen vorzubereiten. Wie reagieren wir auf Veränderungen, die uns ohne unsere Zustimmung auferlegt werden, vor allem auf solche, die unausweichlich sind (zum Beispiel neue Nachbarn mit lärmenden Kindern oder eine gesundheitliche Verschlechterung)? Und wie gut können wir uns an Veränderungen anpassen, die sich nicht wie gewünscht entwickelt haben, obwohl wir selbst sie angestoßen haben?

Veränderungen, mit denen wir konfrontiert sind, gefallen oder missfallen uns, wir akzeptieren sie oder protestieren vehement dagegen. Vielleicht geloben wir, uns dagegen zu wehren, oder wir geben nach und lassen sie zu. Unsere Reaktionen auf Veränderungen hängen von der Dimension der jeweiligen Veränderung ab, davon, wie viel sie uns abverlangt, sowie von unserer Fähigkeit und Bereitschaft, uns zu verändern. Natürlich sind wir nicht immun gegen jegliche Veränderungen. Wenn wir zum Beispiel in einer Lotterie gewinnen oder einen großen Gewinn am Aktienmarkt erzielen würden, wären wir gerne bereit, diese Veränderung unseres Schicksals zu akzeptieren. Das Kriterium bei der Beurteilung von Veränderungen ist grundsätzlich, wie viel Angst und Sorgen sie mit sich bringen beziehungsweise wie viel Freude und Erfüllung.

Die meisten von uns verhalten sich im Alter mehr oder weniger so wie immer. Wenn wir zum Beispiel mit vierzig oder fünfzig vorsichtig und schüchtern waren, werden wir das auch mit siebzig und achtzig sein. Wenn wir mit fünfundfünfzig langsam und bedächtig gehandelt haben, werden wir das wahrscheinlich auch mit fünfundsiebzig tun. Doch selbst im späteren Leben können wir unsere Gewohnheiten und unser Verhalten ändern, wenn wir motiviert und entschlossen sind, das zu tun, und wenn wir uns unsere alten Muster bewusst machen und uns klar wird, wie wir mit ihnen umgehen könnten. Gehen wir davon aus, uns auf eine Weise zu verhalten, an die wir uns im Laufe vieler Jahre gewöhnt haben, also weitestgehend so wie bisher? Oder haben wir den *Wunsch*, uns zu verändern, und *glauben* wir daran, dass wir uns verändern können? Rechnen wir damit, uns für den Rest unseres Lebens weiterhin zu verändern?

Wenn wir in die spätere Lebensphase eintreten, müssen wir wahrscheinlich einige Dinge in unserem Leben an Veränderungen anpassen, die wir nicht immer kontrollieren können, wie etwa körperliche Schwächen, finanzielle Veränderungen, sich verändernde Beziehungen mit anderen Menschen sowie Veränderungen unserer Persönlichkeit. Vielleicht müssen wir uns aktiv mit unseren wechselnden Bedürfnissen befassen, uns mit unseren Ängsten auseinandersetzen und unter Umständen damit fertigwerden, dass wir bestimmte Dinge bereuen. Wenn wir engagiert und beharrlich daran arbeiten möchten, unsere Ziele zu erreichen, müssen wir zweifellos Veränderungen bei uns selbst und in unserem Verhalten einleiten.

UNERFÜLLTE BEDÜRFNISSE

• • • • •

Unsere Bedürfnisse, Wünsche und Sehnsüchte motivieren uns. Wenn wir ein höheres Alter erreichen, haben wir nach wie vor Bedürfnisse, das heißt, wir sind voller Sehnsüchte, Wünsche, Impulse und Verlangen. Obwohl Menschen in ihrem späteren Leben die gleichen Bedürfnisse wie Erwachsene in jeder anderen Lebensphase haben – wenngleich diese Bedürfnisse sich bei verschiedenen Menschen ungemein unterscheiden –, gibt es möglicherweise Bedürfnisse, die im Alter relevanter sind. Wegen unseres physischen und psychischen Zustands, aufgrund von Altersdiskriminierung oder einfach deshalb, weil viele unserer Jahre hinter uns liegen.

Bedürfnisse können verschiedene Formen annehmen und unterschiedlich stark sein, aber sie sind zweifellos vorhanden und wollen befriedigt werden. Ein Bedürfnis kann so stark sein, dass der Körper sich schmerzlich nach etwas verzehrt. Manchmal ist es auch so schwach wie ein anhaltendes leichtes Kitzeln, das uns daran erinnert, dass etwas fehlt. Wenn ein Bedürfnis unbefriedigt bleibt, kann es ein vages Unbehagen oder einen Zustand der Erregung auslösen. Wenn das geschieht, haben wir eine Reihe von Alternativen. Natürlich können wir versuchen, das Bedürfnis zu befriedigen. Wenn das nicht möglich ist, können wir verzichten und versuchen, es zu unterdrücken. Oder wir beschließen, das Bedürfnis nicht zu befriedigen, ohne jedoch seine Dringlichkeit oder Bedeutung abzutun. Manchmal müssen wir das Leid und die Angst ertragen, die mit wichtigen unerfüllten Bedürfnissen einhergehen. Wir können uns auch mit einem Ersatz begnügen und hoffen, dass dieser das Verlangen mindert.

Mit den folgenden Gedanken möchte ich Sie dazu einladen, über Ihre wichtigen unerfüllten Bedürfnisse und einige Mittel für deren Erfüllung nachzudenken. Ich hoffe, dieser Abschnitt regt Sie dazu an, Ihre Bedürfnisse zu untersuchen und sich die unerfüllten Wünsche bewusster zu machen, die immer noch wichtig für Sie sind. Außerdem hoffe ich, dass er Sie ermutigt, Mittel und Wege zu finden, um Ihren unerfüllten Bedürfnissen gerecht zu werden, sie beiseitezuschieben oder sich mit ihnen zu arrangieren, damit sie Ihnen bei den Zielen, die Sie sich für Ihr späteres Leben gesetzt haben, nicht dazwischenfunken. Es ist wichtig, uns mit unerfüllten Bedürfnissen und unseren emotionalen Reaktionen darauf auseinanderzusetzen, damit sie uns nicht so stark ablenken oder plagen, dass es schwierig wäre, uns auf unsere Aufgaben zu konzentrieren. Wenn unsere Bedürfnisse überwiegend erfüllt sind – oder wir zumindest mit ihnen klarkommen –, haben wir wahrscheinlich die Energie, Begeisterung und Inspiration, um unsere zukünftigen Ziele engagiert zu verfolgen.

Ich werde nicht versuchen, alle möglichen Bedürfnisse anzusprechen, die im späteren Leben vielleicht auf Erfüllung warten. Es sind zu viele. Stattdessen werde ich einige auswählen, die mir wichtig erscheinen, und hoffe, dass sie auch für Sie relevant sind.

Zum *Bedürfnis nach Selbsterhaltung und Sicherheit* gehören Dinge wie die Befriedigung unserer physischen Bedürfnisse, körperliche und emotionale Sicherheit, Selbstfürsorge und die Fürsorge und Betreuung durch andere.

Wo finden wir Sicherheit? Einige ältere Menschen genießen die Sicherheit, die durch eine finanzielle Absicherung entsteht. Für manche von uns ist Geld stets ein Problem. Für andere basiert Sicherheit auf körperlicher Gesundheit und darauf, lange Zeit fit zu bleiben. Selbst diejenigen von uns, die in der glücklichen Position sind, kaum finanzielle oder gesundheitliche Probleme zu haben, müssen möglicherweise noch eine emotionale Sicherheit finden. Aufgrund meiner Arbeit als Therapeut und Soziologe habe ich einige Dinge erkannt, um emotionale Sicherheit zu entwickeln, die ich Ihnen hier vorschlage: Wir können wahrnehmen, was in unserem Inneren geschieht, was uns widerfährt und was in unserem Umfeld passiert. Wir können versuchen zu ergründen, wer wir sind, mit dieser Person zufrieden sein und wichtige Beziehungen und Freundschaften mit Menschen pflegen, die uns mögen und uns wohlgesinnt sind. So sind etwa Familienangehörige wichtig, zudem können wir enge Beziehungen mit Freunden und Bekannten außerhalb der Familie haben. Wir können uns Menschen suchen, die für uns da sind und uns auf eine Weise miteinbeziehen, die unser Selbstwertgefühl stärkt.

Halten Sie unerschütterlich an Ihren Meinungen, Werten und Überzeugungen fest und lassen Sie sich darin von anderen unterstützen und bestärken, die Sie respektieren und Ihre Werte teilen. Gehören Sie Gruppen an, die mit Ihnen einen gemeinsamen Zweck verfolgen. Versuchen Sie, wenn möglich, Ihren Status und Einfluss sowie Ihre persönliche Attraktivität zu fördern, damit andere Ihnen mit größerem Respekt begegnen.

Kontrollieren Sie Ihr eigenes Leben so weit wie möglich und üben Sie einen positiven Einfluss auf das Leben der Menschen aus, die Ihnen wichtig sind.

Es gibt natürlich weitere Mittel und Wege, um ein gewisses Maß an persönlicher Sicherheit zu erlangen – zum Beispiel, wenn wir ein Projekt erfolgreich abschließen oder wenn wir in einem bestimmten Bereich, bei einer Fertigkeit oder einem Vorhaben erfahren und kompetent sind. Ich habe nicht versucht, alle Möglichkeiten aufzulisten, wie wir dafür sorgen können, uns sicherer zu fühlen. Für jeden von uns ist es wichtig, die eigenen individuellen Bedingungen zu ermitteln, die unsere Sicherheit erhöhen, denn nur dann können wir daran denken, neue Abenteuer in Angriff zu nehmen.

Einige ältere Menschen haben kaum Probleme, ihr Bedürfnis nach emotionaler Sicherheit zu erfüllen. So genießt zum Beispiel meine Freundin Amanda ein sicheres Leben.

Sie lebt mit ihrem Mann zusammen, und ihre drei Töchter

wohnen in der Nähe. Alle haben eine enge und liebevolle Beziehung zueinander. Sobald Schwierigkeiten oder Probleme welcher Art auch immer auftreten, treffen sie sich sofort, um sie zu lösen. Die Enkelkinder in unterschiedlichem Alter sind häufig zu Besuch bei den Großeltern. Amanda ist sicher in ihrem Zuhause und im Kreis ihrer Familie verankert.

Eine andere Freundin namens Anne muss einen größeren Einsatz bringen, um Beziehungen zu knüpfen, die ihr etwas mehr Sicherheit verleihen. Anne lebt alleine und bemüht sich, mit möglichst vielen Freunden telefonisch in Kontakt zu bleiben. Das macht sie vor allem, wenn sie das Haus nicht verlassen kann. Darüber hinaus lädt sie gelegentlich gerne ein paar Freunde zu sich ein. Ihre Worte und ihr Verhalten zeigen, wie dankbar sie für die Gesellschaft ist, und sie bittet ihre Gäste sehr freundlich, aber mit Nachdruck, mit ihr in Verbindung zu bleiben. Wenn sie längere Zeit nichts von ihnen gehört hat, greift sie zum Telefon und sagt ihren Gesprächspartnern, sie rufe lediglich an, »um ein bisschen zu plaudern«. Sie fördert ihre Sicherheit also, indem sie den Kontakt zu ihrem Freundeskreis aufrechterhält.

Zum *Bedürfnis nach Wertschätzung* gehört, dass ich mich selbst akzeptiere und von anderen akzeptiert, geschätzt und respektiert werde. Wenn ich wertgeschätzt werde, bekomme ich die Art von Aufmerksamkeit, die ich mir wünsche, und ich werde positiv von den Menschen gesehen, die mir wichtig sind. Ich werde von anderen als Mitglied der menschlichen Gemeinschaft betrachtet. Es ist wichtig, mich von anderen wertgeschätzt zu fühlen – als wertvoll und anerkennenswert erachtet zu werden –, da dies wiederum zu meinem eigenen Selbstwertgefühl beiträgt. Es kann schmerzlich und isolierend sein, wenn wir keine Anerkennung von anderen Menschen bekommen.

Zum *Bedürfnis nach Beziehungen* gehört, dass wir von anderen gebraucht werden, Gruppen angehören, mit denen wir uns identifizieren und denen wir uns zugehörig fühlen, sowie in der Lage zu sein, anderen zu vertrauen und ihr Vertrauen zu genießen. Ein wichtiger Aspekt dieses Bedürfnisses ist das Bedürfnis nach Nähe zu Freunden, Familienmitgliedern und anderen, mit denen wir uns eng verbunden fühlen. Wenn unser Bedürfnis nach Beziehungen unerfüllt bleibt, können wir uns verlassen und einsam fühlen. Wenn es dagegen befriedigt ist, fühlen wir uns sicher und in Verbindung mit anderen Menschen; wir empfinden uns als Teil einer Gemeinschaft.

Wenn Sie Ihre unerfüllten Bedürfnisse nicht befriedigen können, obwohl Sie sich intensiv darum bemüht haben, können Sie versuchen, so gut wie möglich damit zu leben, indem Sie sie beiseiteschieben und im Hintergrund belassen, quasi als entfernte Phänomene, die sich Ihrem Bewusstsein im Alltag nicht zu häufig aufdrängen. Versuchen Sie in jedem Fall zu akzeptieren, was ist, sodass Sie im Frieden mit Ihren unerfüllten Bedürfnissen und mit sich selbst sind.

HARTNÄCKIGE ÄNGSTE

Was bedeutet es, Angst zu haben? Generell bedeutet es, davon auszugehen, dass etwas Schreckliches, Unerwünschtes oder Schädliches geschehen könnte. Vielleicht ist uns bereits etwas Schlechtes widerfahren und wir befürchten, dass es erneut passieren wird. Angst ist häufig das Spiegelbild eines Bedürfnisses. So ist zum Beispiel unser Bedürfnis nach Selbsterhaltung die Kehrseite unserer Angst vor körperlicher Verletzung.

Ängste können groß oder klein sein, sie reichen von Panik oder Schrecken bis hin zu leichten Sorgen, bleiben lange bestehen oder sind kurzlebig. Sie können bewusst oder unbewusst sein, intensiv erlebt oder nur vage wahrgenommen werden. Manche Ängste sind offensichtlich; andere weniger. Manche überfallen uns regelrecht und können zu Panik führen, während wir mit anderen leichter fertigwerden. Manche Ängste sind realistisch; bei anderen handelt es sich um Dinge, die wir uns einbilden. Das Spektrum der Ängste reicht von einer generellen existenziellen Unsicherheit, der zufolge die Welt ein Furcht einflößender Ort ist, bis hin zu alltäglichen Ängsten wie zum Beispiel der Angst davor, eine verkehrsreiche Straße zu überqueren oder den Namen einer Person zu vergessen, die wir gerade kennengelernt haben. Unsere Ängste unterscheiden sich also in ihrer Intensität und Dauer, außerdem beziehen sie sich auf verschiedene Dinge, und wir gehen unterschiedlich mit ihnen um. Die Bandbreite der Reaktionen reicht von Vermeidung und Flucht bis hin zur Konfrontation und Überwindung der Ängste. Je häufiger wir mit angstauslösenden Situationen konfrontiert sind, die wir nicht bewältigt haben, desto höher ist die Wahrscheinlichkeit, dass wir uns nach einer Weile vor der Angst selbst fürchten.

Unsere Aufgabe besteht darin, die eingebildeten Ängste von den realen zu unterscheiden, die auf tatsächlich vorhandenen Gefahren basieren. Darüber hinaus sollten wir lernen, unsere realen Ängste im Zaum zu halten, beiseitezuschieben oder zu überwinden, damit wir uns insgesamt besser fühlen. Manche Ängste können im Alter hinzukommen und manche, die wir schon immer hatten, können stärker werden.

Jenny, eine langjährige Freundin von mir, berichtet: »Ich habe große Angst, abends nach draußen zu gehen. Wenn ich es tue, und das kommt sehr selten vor, bin ich in Begleitung. Ich gehe nirgendwo zu Fuß hin, sondern bin immer mit dem Auto unterwegs.«

Einige Ängste, mit denen wir beim Älterwerden zu tun haben, treten speziell im späteren Leben auf und überraschen uns. So habe ich mich zum Beispiel stets ziemlich agil und beweglich gefühlt. Als ich im Alter von einundsiebzig einmal eine Straße entlangging, rollte plötzlich ein kleiner Abfalleimer auf mich zu. Ich wollte nicht von ihm getroffen werden, also sprang ich zur Seite, in der Erwartung, dass ich ihm mühelos ausweichen und wieder auf meinen Füßen aufkommen würde. Der Abfalleimer traf mich nicht, aber ich landete auf meiner Schulter auf dem Bürgersteig. Ich war nicht verletzt, aber völlig perplex und innerlich wacklig. Ich begriff, dass solche Manöver nichts mehr für mich waren. Ich würde Hindernissen ab sofort vorsichtiger ausweichen müssen. Ich befürchtete eher, mich zu verletzen, weil ich mich nicht mehr als »behänden Tausendsassa« sah und das Gefühl hatte, nun gefährdeter zu sein, wenn Dinge plötzlich meinen Weg blockierten, die mich leichter zu Fall bringen konnten.

Zusätzlich zu den Ängsten im Zusammenhang mit unserem Körper haben wir möglicherweise Angst vor dem Scheitern, vor Risiken oder dem Unbekannten und Ungewohnten. Diese und andere Ängste können unser Leben durcheinanderbringen, unsere Zeit und Energie beanspruchen, uns lähmen und blockieren sowie uns davon abhalten, unsere Ziele zu verfolgen.

Angst vor Tod und Sterben

Ich befinde mich in einem Kampf mit der Angst vor dem Tod. Das Ende von allem ist eine schreckliche Perspektive, gegen die ich mich mit ganzem Herzen wehre. Aber gleichzeitig weiß ich, dass ich daran arbeiten sollte, den Tod als natürlichen und unausweichlichen Abschluss meines Lebens zu akzeptieren. Daher ist die Frage, wie sich meine Gefühle und meine Vernunft in eine Balance bringen lassen. Ich weiß, dass ich sterben werde, und ich wünschte, ich könnte es leichter akzeptieren. Doch ich lehne mich dagegen auf und wehre mich gegen die Erkenntnis, die Angst und dagegen, dass der Tod eine Tatsache ist. Aber ich möchte auch lernen, mich mit dem Tod abzufinden, damit ich keine Angst mehr habe und am Ende ruhig, friedlich und zufrieden aus dem Leben scheiden kann. Ich möchte die Tatsache zur Kenntnis nehmen, dass der Tod eine allgegenwärtige Möglichkeit ist, mich aber nicht davon vereinnahmen oder lähmen lassen. Ich möchte mich nicht von der Aussicht des Todes abschrecken lassen, weil ich das Leben voll und ganz auskosten will. Vielleicht wäre es ein wünschenswerter Entschluss, den Tod anzunehmen, wenn ich sehr alt und müde bin, wenn ich wenig Lebensenergie übrig habe und – nach einem erfüllten Leben – überaus bereit bin zu gehen.

In gewissem Maße haben die meisten von uns Angst vor der Tatsache, dass wir irgendwann sterben werden. Wir scheuen uns davor, uns mit dieser unausweichlichen Realität auseinanderzusetzen. Wovor genau haben wir Angst? Wir haben Angst vor möglichen Schmerzen und Leid beim Sterbeprozess und vor den Umständen, unter denen wir vielleicht sterben, vor allem, wenn wir länger nicht bei Bewusstsein oder in einem Wachkoma wären. Es graut uns vor den Qualen, die wir während unserer letzten Tage erleben könnten. Es schmerzt uns, dass unser Tod Leid und Verzweiflung bei anderen auslösen wird. Wir haben Angst davor, nichts mehr zu erleben, Angst vor dem Verlust unseres Selbst, dem Verlust unserer Beziehungen – dem Verlust von allem, was uns etwas bedeutet. Es graut uns vor der Vorstellung, die Welt nicht länger genießen und darauf reagieren zu können. Wir wollen die Erkenntnis nicht wahrhaben, dass wir unsere Verbindung und Beziehung zu denen, die wir lieben, aufgeben müssen. Wir haben Angst vor dem Ende der Wünsche, des Interesses, unserer Aktivitäten und Teilhabe. Es graut uns vor Gefühlen des Ausgelöschtseins, der Nichtexistenz und dem Verschwinden ins Nichts. Und angesichts des Gedankens, uns vollkommen allein auf eine unbekannte Reise mit einem unbekannten Ziel zu begeben, schaudert es uns. Wohin, wenn überhaupt irgendwohin, gehen wir?

Die Vorstellung, nicht mehr zu sein, wo wir doch stets da waren, ist schwer zu verdauen. Das Bewusstsein unserer Sterblichkeit nimmt in unseren späteren Jahren eine gewisse Schmerzlichkeit an, die vorher nicht vorhanden war. Das Sterben ist nicht mehr lediglich eine Vorstellung oder Theorie. Es wird realer. Wenn wir im späteren Leben älter werden und jeder Tag uns dem Ende unseres Lebens näher bringt, nimmt unsere Angst möglicherweise zu, während unsere Tage weniger werden.

Wenn wir uns mit unserer Sterblichkeit auseinandersetzen, kann uns das aber auch helfen, uns auf das Sterben vorzubereiten und das Leben intensiver zu genießen. Wie sollen wir uns auf den Tod vorbereiten? Welche Rolle können unsere Einstellung und unsere Gefühlslage dabei spielen? Sind wir in der Lage, unsere Gefühle und Gedanken im Zusammenhang mit dem Sterben in irgendeiner Weise zu kontrollieren? Was wäre ein angemessener, würdevoller, friedlicher oder guter Weg, um unserem Tod und dem Sterben zu begegnen? Die Art und Weise, wie wir mit unserer Angst vor Tod und Sterben umgehen, hat einen großen Einfluss darauf, wie wir älter werden. Manche von uns haben Panik vor dem Tod. Manche vergessen ihn und leben einfach weiter. Wir können versuchen, dem Tod mutig und geradewegs in die Augen zu sehen, bis unsere Angst keine Macht mehr hat, uns zu lähmen. Manche von uns »wüten, wüten gegen das Sterben des Lichts«, wie der englische Schriftsteller Dylan Thomas es eindringlich beschrieb. Andere akzeptieren die Vorstellung des Todes gelassen, da sie begreifen, dass es ein unausweichlicher Teil des natürlichen Lebensprozesses ist. Diese Leute betrachten den Tod auf eine nüchterne Weise und erachten es als selbstverständlich, dass er sie ereilen wird. So leben sie jeden Tag, ohne dass die Angst vor dem Tod ihr Leben beeinträchtigt.

Wie können wir uns an die unvermeidliche Tatsache unserer Sterblichkeit herantasten? Wir können an den Tod anderer denken und uns mit der Vorstellung unseres eigenen Todes konfrontieren, um das Leben mehr zu würdigen und zu schätzen. Wir können mit Freunden oder Familienangehörigen über unsere Ängste sprechen und darüber, wie wir über den Tod denken. Manche von uns finden Trost darin, sich »in die Hände Gottes« zu begeben. Einige von uns betrachten den eigenen Tod objektiv und distanziert – und akzeptieren dabei seine Realität. Andere sehen den Tod nicht als ein Ende, sondern vielmehr als einen Übergang zu einem anderen Ort. Einige von uns gehen zur Therapie oder treten einer Selbsthilfegruppe bei, um sich mit der Angst vor Tod und Sterben auseinanderzusetzen. All diese Vorschläge können uns helfen, unseren Frieden damit zu machen. Die Hoffnung ist, dass wir sagen können: »Ich hatte ein gutes Leben, ein erfülltes Leben, ein nützliches Leben und ich bin bereit zu gehen.«

Wenn wir mit unserer Angst vor dem Tod nicht klarkommen, wird sich das definitiv negativ darauf auswirken, wie sehr wir unser Leben auskosten. So werden wir zum Beispiel Angst davor haben, Risiken einzugehen, oder Angst davor, uns ganz auf einen anderen Menschen einzulassen. Darüber hinaus wird es unsere Wünsche, unsere Bewegungsfreiheit und unsere Abenteuerlust einschränken. Für viele von uns ist die Angst vor Tod und Sterben die ultimative Angst. Aber wenn wir einen Zugang zu dieser Angst bekommen, können wir in der Lage sein, viele andere Ängste zu reduzieren oder zu beseitigen. Wenn wir den Tod nicht fürchten würden, wie viel weniger bedrohlich wären dann andere Ängste?

Angst vor Krankheit, Verletzung, Behinderung, Schmerzen und Leid

Eng verbunden mit der Angst vor Tod und Sterben ist die Angst vor körperlicher Verletzung, Krankheit, Behinderung, Schmerzen und Leid. Zum Beispiel ein Sturz, ein Zusammenstoß mit dem Auto oder der Unfall eines Freundes kann uns daran erinnern, dass die Gründe für diese Ängste real und wir besonders anfällig für physische Verletzungen sind. Die Angst vor einem körperlichen Angriff lässt viele Menschen, vor allem Frauen, abends zu Hause bleiben, und diese Angst kann im späteren Leben noch ausgeprägter sein. Viele Senioren fühlen sich verunsichert, wenn sie spätabends U-Bahn fahren oder eine Straße entlanggehen, und sind besonders wachsam, um die Gefahr zu minimieren.

Alle möglichen Fantasien gehen mit der Angst vor Krankheit einher. Wir befürchten, eingeschränkt oder behindert zu sein; wir befürchten, der Kontrolle und Macht anderer ausgeliefert zu sein (innerhalb und außerhalb des Krankenhauses); wir befürchten, dass wir unerträgliche Schmerzen haben werden; wir befürchten, dass andere uns bemitleiden. Wir befürchten, dass wir depressiv sein werden, dass wir uns zu einem schwachen und eingeschränkten Menschen entwickeln werden. Wir befürchten, dass wir zu abhängig von anderen sein werden, dass wir uns wie ein Kind vorkommen werden und es uns peinlich sein wird. Wir befürchten, dass die Krankheit mit unserem Tod enden könnte. Diese Ängste können extrem übertrieben und zum großen Teil eingebildet sein oder auf Erfahrung und der Realität beruhen.

Eine ernste Krankheit kann uns emotional schwächen und uns psychisch nach unten ziehen. Sie kann unser Selbstwertgefühl und Selbstbild ankratzen, an unserem Selbstbewusstsein nagen und uns vom Strom des Lebens abschneiden. Kein Wunder, dass die vorherrschende Angst vor Krankheit eine große Rolle bei älteren Menschen spielt! Wir sind anfälliger dafür und somit gefährdeter. Wir haben größere Probleme, gegen Krankheiten zu kämpfen, und brauchen länger, um uns davon zu erholen, als jüngere Leute.

Angesichts einer schweren Krankheit besteht die Gefahr, dass wir egozentrischer werden und uns von unserer Krankheit oder Behinderung vereinnahmen lassen – indem wir ständig daran denken, unaufhörlich darüber reden, sobald uns jemand zuhört, und es zum dominanten Thema unseres Lebens machen. Das kann uns bei anderen unbeliebt machen, was unsere Sorgen und unser Gefühl der Verlassenheit zusätzlich verstärkt.

Natürlich gehen einige ältere Menschen locker mit ihrer Krankheit um: Sie versuchen sie zu heilen, passen sich an die Situation an, leben damit oder akzeptieren die Krankheit, ohne ihr Leben davon dominieren zu lassen. Seltsamerweise kann eine Krankheit auch eine positive Seite haben. Sie kann uns helfen, unser Leben aus einer anderen Perspektive zu betrachten, da eine Erkrankung uns häufig dazu zwingt, Bilanz zu ziehen und zu entscheiden, was uns wirklich wichtig ist und was unsere Prioritäten sind.

Irgendwann in meinem vierundsiebzigsten Lebensjahr überkam mich plötzlich eine große Müdigkeit, die mein Arzt als »Unwohlsein« bezeichnete. Dieser Begriff verschleierte die Tatsache, dass weder er noch die Spezialistin, an die ich überwiesen wurde, die Krankheit diagnostizieren konnte. Unterdessen raubte sie mir jegliche Energie. Am ersten Tag konnte ich kaum vom Bett aufstehen. All meine normalen Aktivitäten stoppten, und ich fühlte mich, als wäre ich in einem Zustand zwischen Schlafen und Wachen. Einbildung und Realität verschwammen miteinander, und ich war zu erschöpft, um sie voneinander zu trennen. Mein Geist war vernebelt, und ich konnte nicht klar denken. Ich fühlte mich von allem abgeschnitten und isoliert. Jede Bewegung war extrem anstrengend und brachte mich oft an die Grenzen der Erschöpfung. Ich musste mich häufig hinlegen und konnte beim langsamen Gehen mit kleinen Schritten lediglich kurze Entfernungen zurücklegen. Ich litt sehr unter der Unfähigkeit, die Menge und Energie meiner Bewegungen zu kontrollieren.

Tag für Tag wurden die Symptome schwächer, und meine Energie kehrte zurück, sodass ich einige Alltagserledigungen in Angriff nehmen konnte. Mein Geist wurde nach ein paar Tagen wieder wacher, und nach einer Woche war ich fast wieder der Alte. Aber die Angst, dass die Krankheit zurückkehren könnte, blieb. Und ein paar Monate später trat sie tatsächlich in einer schwächeren Form auf. Das befeuerte meine Angst. Als das Unwohlsein regelmäßig alle sechs Wochen wiederkehrte, allerdings in einer milderen Form, verringerte sich meine Angst davor. Da ich es kannte und es mich weniger schachmatt setzte, konnte ich damit umgehen, und es gelang mir, meinen Alltag nicht davon beeinträchtigen zu lassen. Allmählich verschwanden die Symptome ganz, und nach ein paar Monaten vergaß ich die Erkrankung komplett und hatte keine Angst mehr, dass sie erneut auftreten könnte.

Die Angst vor Schmerzen und Leid ist eine Angst, die die meisten Menschen haben – ob bewusst oder unbewusst. Wir alle möchten Schmerzen und Leid verhindern und sie mindern, wenn sie auftreten. Schmerzen lassen sich allerdings im Laufe eines Lebens nicht vermeiden. Aus einem gewissen Blickwinkel betrachtet, hat körperlicher Schmerz eine positive Funktion: Er signalisiert uns, dass etwas nicht stimmt beziehungsweise dass es im Körper zu einer Fehlfunktion gekommen ist und wir lieber achtsam sein sollten. Physische Schmerzen können durch Medikamente, Schlaf und Betäubung kontrolliert werden oder sogar verschwinden. Aber wenn wir die *Ursache* der Schmerzen nicht behandeln, werden sie vorhanden sein, wenn wir aufwachen oder die Wirkung der Medikamente nachlässt.

Schmerzen werden häufig mit Leid gleichgesetzt, allerdings gibt es ziemliche Unterschiede. Wir können unter dem Tod eines geliebten Menschen leiden, unter einer psychischen Verletzung oder einer Trennung in einer Beziehung und nicht dieselbe Erfahrung machen wie bei einem Beinbruch oder wie beim Zahnarzt, wenn dieser einen Nerv trifft, oder wie etwa angesichts einer ernsten Krankheit. Was Schmerzen und Leid miteinander verbindet, ist das intensive Unbehagen und das Gefühl, dass wir nicht in der Lage sind, es »auszuhalten«, und vielleicht daran sterben werden.

Viele Menschen haben mir erzählt, dass sie den Tod nicht so sehr fürchten wie die Schmerzen und das Leid, zu denen es möglicherweise beim Sterbeprozess kommen könnte. Die Erfahrung von Schmerzen und Leid treibt sie dazu, sich abzulenken, Medikamente, Schmerzmittel oder irgendwelche anderen Substanzen zu nehmen, die den Schmerz und das Leid betäuben. Angst entsteht sowohl aufgrund der Erfahrung von Schmerzen und Leid als auch wegen der Befürchtung, dass es dazu kommen könnte.

Angst vor Verlusten und anderen Tragödien

Wenn wir ein Kind, einen Partner, ein Elternteil oder eine andere uns nahestehende Person verlieren, werden starke Emotionen hervorgerufen. Manchmal, wenn wir ein solches trauriges Ereignis bei einem anderen Menschen mitbekommen, sind wir schmerzlich berührt und befürchten, dass so etwas auch uns passieren könnte.

Ein ehemaliger Kollege von mir namens Harry fragte mich einmal, als er mich nach Hause fuhr, ob es meiner Meinung nach einen schlimmeren Verlust gäbe, als im Kindesalter sehr früh ein Elternteil zu verlieren. Als ich antwortete, dass ich es nicht glaube, da ich meine Mutter mit acht Jahren verloren hatte, antwortete er: »Es ist ein schlimmerer Verlust, wenn Eltern ein Kind verlieren, egal wie alt es ist.« Er hatte ein paar Jahre zuvor seinen neunzehnjährigen Sohn bei einem Autounfall verloren. Er hatte lange und intensiv getrauert und sich mit dem Verlust abgefunden, größtenteils. Seiner Ansicht nach war es Gottes Art, ihn zu lehren, dass das Leben zerbrechlich ist, dass wir es nicht vergeuden und es so weit wie möglich ausschöpfen sollten, indem wir uns, so gut wir können, für andere einsetzen.

Jeder, der einen solch tragischen Verlust erlebt hat, weiß, welch zutiefst verstörende und traumatische Wirkung das haben kann. Daher befürchten wir möglicherweise, dass die Welt beim Verlust eines weiteren geliebten Menschen für uns untergehen würde, dass wir nicht in der Lage wären weiterzuleben, jemals wieder zu lächeln, und dass das Leben keinen Sinn mehr hätte. Die vorige Tragödie hatte möglicherweise eine so einschneidende Wirkung, dass es für uns schwierig war, das, was damals passiert ist, in irgendeiner Weise einzuordnen.

Je älter wir werden, desto mehr solcher Verluste werden wir erleiden: Eine weitere Verwandte oder Freundin stirbt; ein weiterer Gefährte muss in ein Seniorenheim. Es kann uns so vorkommen, dass jedes Mal, wenn wir uns umdrehen, ein nahestehender Mensch fortgeht. Vielleicht befürchten wir allmählich, dass die Verluste sich endlos immer weiter fortsetzen werden, bis wir selbst das Objekt des Verlustes eines anderen sind.

Die Angst, unser ›Selbst‹ zu verlieren

Wenn wir älter werden, glauben wir irgendwann vielleicht, dass wir unser früheres Selbst infolge des Alterungsprozesses »verloren« haben. Möglicherweise befürchten wir, dass wir uns mit fortschreitendem Alter vollkommen verlieren. Dass das »Selbst«, das wir einst waren, sich langsam oder schnell in jemand anderen verwandelt. Dass wir uns selbst nicht mehr erkennen, wenn wir altern. Und vielleicht machen wir uns Sorgen, dass auch andere uns in der Zukunft nicht mehr erkennen, wenn wir uns sehr verändern.

Wir könnten einen Verlust des »Selbst« erleben, weil wir körperlich stark abbauen oder weil wir Schwierigkeiten haben, unser Leben zu bewältigen oder mit Persönlichkeitsveränderungen fertigzuwerden, oder weil unser Gedächtnis nicht funktioniert und unsere geistige Aktivität sich verringert. Das Älterwerden ist eine Furcht einflößende Aussicht, wenn wir davon ausgehen, dass der Verlust oder der Verfall des Selbst im späteren Leben eine unausweichliche Begleiterscheinung ist, wenn der Körper gebrechlich wird. Es ist wichtig, den Mythos zu hinterfragen, Altern bedeute, unsere Identität zusammen mit einigen unserer körperlichen Fähigkeiten zu verlieren. Es gibt keineswegs einen automatischen Zusammenhang zwischen diesen beiden Aspekten. Wir können einen agilen Geist haben, selbst wenn unser Körper gebrechlich ist. Wir sollten uns immer wieder versichern, dass der Körper lediglich ein Aspekt unseres Selbst ist und nicht unser gesamtes Selbst ausmacht.

Altersdiskriminierung sowohl seitens anderer Menschen als auch unsere eigene verinnerlichte Altersdiskriminierung kann uns ebenfalls das Gefühl eines Identitätsverlusts vermitteln, sodass wir uns fragen, ob wir eine erkennbare Präsenz haben. Wir befürchten einen »Verlust des Selbst«, wenn andere mit einer altersdiskriminierenden Einstellung uns als unbedeutenden Niemand behandeln, der nichts zu melden hat.

Wenn wir glauben, dass wir mit dem Älterwerden herabgemindert werden und uns folglich unzulänglich oder unzumutbar finden, klammern wir uns womöglich an Überbleibseln oder Bildern unseres früheren Selbst fest. Wir können einen Verlust des Selbst erleben, wenn wir keine Verbindung mehr zu unserem früheren Selbst spüren. Wahrscheinlich können wir besser mit der Erfahrung unseres sich verändernden Selbst sowie mit den deshalb aufkommenden Ängsten umgehen, wenn es uns gelingt, eine dauerhafte Verbindung zwischen unserem früheren und unserem aktuellen Selbst herzustellen, wenn wir das Selbst, das wir jetzt sind, mit den Selbsten, die wir einst waren, in Einklang bringen.

Angst vor Abhängigkeit und Verfall

Häufig haben wir Angst, die Kontrolle zu verlieren, wenn wir uns nicht um unsere Belange kümmern können. Sobald das geschieht, können wir das Gefühl haben, nicht länger der unangefochtene »Kapitän unseres Schiffes« zu sein, der bei unserer Reise durch das Leben das Sagen hat. Das Älterwerden im späteren Leben kann zuweilen eine belastende Erfahrung sein. Wir können Angst bekommen, die Kontrolle über unsere Emotionen zu verlieren, wenn wir unerwartet in Tränen ausbrechen, uns leicht ärgern oder schnell wütend werden. Möglicherweise befürchten wir, die Kontrolle an andere Menschen in unserem Umfeld abgeben zu müssen, die uns sagen, was wir tun sollen, oder uns an Orte verfrachten, an denen wir nicht sein möchten (zum Beispiel in ein Seniorenheim mit betreutem Wohnen). Wir befürchten, die Kontrolle über unsere Finanzen zu verlieren, wenn wir uns nicht länger darum kümmern oder sie kompetent managen können. Vielleicht haben wir Angst davor, die Kontrolle über unsere Gedanken und unseren Geist zu verlieren, nicht mehr bei klarem Verstand zu sein und nicht mehr als zurechnungsfähig zu gelten. Und schließlich befürchten wir möglicherweise, dass wir so herabgemindert werden, dass unser Leben in Gefahr ist.

Die entscheidende Frage dabei ist, ob wir Grund zur Annahme haben, dass die Macht, unser Leben zu steuern, uns entglitten ist. Unsere Angst, die Kontrolle zu verlieren, kann zu verzweifelten Versuchen führen, sie wiederzuerlangen. Oder wir geben die Kontrolle resigniert an andere ab. Vielleicht sind wir auch motiviert, Wege zu finden, unser Leben so weit wie möglich selbst zu kontrollieren.

Die meisten von uns rechnen im Alter mit einer gewissen Verschlechterung ihrer geistigen Fähigkeiten. Wir können etwas verwirrt sein und Probleme bei einfachen Dingen haben, über die wir früher nie nachgedacht hätten. Viele von uns haben eine gewisse Verwirrtheit bereits erlebt und befürchten nun, dass solche Zustände wieder auftreten könnten. Vielleicht wussten wir plötzlich nicht mehr, wo wir waren, fühlten uns durcheinander, unkonzentriert oder benebelt, wenn auch nur für ein paar kurze Momente. Wenn wir unterwegs sind, vergessen wir manchmal, was wir wissen müssen, um ein bestimmtes Ziel zu erreichen, oder wir vergessen, was wir gerade tun wollten. Wir könnten etwas vergessen, woran wir uns wirklich erinnern wollen, oder etwas, das uns stets überaus vertraut war – zum Beispiel, wenn wir Menschen begegnen, die wir seit langer Zeit kennen, und nicht mehr wissen, wer sie sind. Manchmal verblassen Erinnerungen an Situationen und wirken unschärfer als zuvor. Aufgrund dieser und anderer Anzeichen befürchten wir vielleicht, unseren Verstand zu verlieren.

Hin und wieder erlebe ich Zustände der Verwirrung, und ich sehe sie nicht als Zeichen einer Erkrankung, sondern als normalen Teil des Älterwerdens. Wenn wir befürchten, verwirrt zu sein, steigt unsere Angst und trägt zu ebendieser Verwirrung bei, die wir befürchten. Wenn wir eine gelegentliche Verwirrtheit akzeptieren, kann es uns leichter fallen, uns damit zu arrangieren. Wenn wir sie relativieren, wirkt sie weniger bedrohlich.

Um unsere Verwirrtheit einzuordnen, sollten wir uns fragen, wie lange der Zustand jeweils anhält, wie häufig er auftritt, wie sehr er unser Funktionieren im Alltag beeinträchtigt und was wir tun können, um die Verwirrtheitszustände zu verhindern, auszugleichen oder uns daran anzupassen.

Zu Angst vor Kontrollverlust kommt es auch, wenn wir unsere Aktivitäten einschränken müssen. Je älter wir werden, desto weniger werden sie in der Regel. So können zum Beispiel längere Reisen aufgrund unserer körperlichen Verfassung zu beschwerlich werden. Wenn wir Arthritis haben, ist unsere Mobilität möglicherweise eingeschränkt. Aufgrund anderer Behinderungen oder allein schon wegen einer schnelleren Ermüdung der Augen sind wir vielleicht nicht mehr in der Lage, so mühelos oder so viel zu lesen wie früher. Angesichts eines geringeren Energielevels können wir möglicherweise nicht mehr so häufig unter die Leute gehen. Wenn wir eine oder mehrere Einschränkungen erleben und befürchten, sie könnten sich immer weiter in andere Lebensbereiche ausdehnen, kann uns das traurig, deprimiert und wütend machen oder frustrieren. Können wir einige unserer Einschränkungen überwinden oder abschwächen? Oder sie ausgleichen? Wenn es uns nicht gelingt, sie zu überwinden oder zu vermindern, können wir sie mit Würde akzeptieren und uns damit arrangieren?

Die Angst vor dem Unbekannten und Ungewohnten

Ich möchte hier lediglich über eine Folge der Angst vor dem Unbekannten sprechen: der Angst davor, Risiken einzugehen. Wenn wir etwas riskieren, begeben wir uns in den Bereich des Unbekannten. Das kann Ängste hervorrufen, die beherrscht werden müssen, wenn wir das Risiko eingehen wollen. Wir könnten Angst davor haben, neue Projekte zu beginnen, neuen Menschen zu begegnen, neue Orte zu besuchen, mit alten Gewohnheiten zu brechen, unsere Umgebung zu verändern oder lang gehegte Meinungen zu hinterfragen. All diese Ängste vor dem Risiko können auf einer Angst vor dem Scheitern basieren. Möglicherweise befürchten wir, dass etwas Schreckliches passieren wird, dass wir uns nicht wohlfühlen werden, dass wir die Sicherheit verlieren werden, die mit dem Vertrauten einhergeht, oder dass wir die Orientierung verlieren oder verwirrt sein werden. Wir könnten befürchten, dass es zu schwierig sein wird, das Risiko einzugehen, dass »es sich nicht lohnt«, dass Risiken gefährlich sind und wir uns eventuell verletzen könnten. Vielleicht vermeiden wir Risiken, weil es sich in der Vergangenheit bewährt hat, vorsichtig zu sein. Wir können uns Sorgen machen, dass die Dinge ins Wanken geraten, wenn wir das Risiko eingehen, und dass wir danach schlechter dastehen werden als zuvor.

Die Angst davor, Risiken einzugehen, ist häufig klug und realistisch, und die Vorsicht kann uns eine Menge Kummer ersparen. Wenn wir allerdings zu vorsichtig sind und das Risiko übertrieben groß einschätzen, können wir wunderbare Erlebnisse verpassen. Wenn wir Risiken ins rechte Verhältnis setzen, sind wir in der Lage, vertretbaren Risiken mutig zu begegnen und unser späteres Leben so weit wie möglich auszuschöpfen.

Angst vor Ablehnung und Isolation

Viele ältere Menschen befürchten, dass sie »im Stich gelassen«, von Menschen zurückgewiesen und alleingelassen werden, denen sie einmal wichtig waren, wie etwa von ihren Partnern, Kindern und langjährigen Freunden. Möglicherweise werden wir alleingelassen, weil unsere Beziehungen zu geliebten Menschen aufgrund einer ernsten Auseinandersetzung über ein wichtiges Thema problematisch geworden sind oder einfach weil wir uns beim Älterwerden verändert und neue Einstellungen, Werte und Überzeugungen angenommen haben. Alte Streitigkeiten und Schwierigkeiten können im späteren Leben wiederauftauchen. Im Alter werden wir vielleicht nicht mehr als erwünscht oder wertvoll erachtet. Andere empfinden uns eventuell als jähzornig, mürrisch, boshaft oder quengelig.

Eine gewisse Abhängigkeit kann ebenfalls die Angst vor dem Verlassensein aufkommen lassen. Wir befürchten, dass unsere Kinder keine Lust mehr haben werden, sich um uns zu kümmern, oder dass eine Reihe neuer Interessen sie so in Beschlag nimmt, dass sie keine Zeit mehr für uns haben. Unsere Familie könnte unsere Ansprüche als überzogen und belastend empfinden. Sie könnte sogar das Gefühl haben, ihre Bedürfnisse wären uns nicht wichtig, da unser Alterungsprozess ihr mehr Zeit und Energie abverlangt.

Eine Zurückweisung kann unterschiedlich aussehen – seltenere Besuche, Anrufe, Nachrichten oder andere Signale, dass kein häufiger Kontakt erwünscht ist. In extremen Fällen können uns nahestehende Personen den Kontakt zu uns komplett abbrechen. Das kann niederschmetternd sein, vor allem in einer Kind-Eltern-Beziehung. Wenn trotz eindringlicher Bitten und intensiver Versuche zu kommunizieren nichts funktioniert und das Bedürfnis nach Kontakt nicht auf Gegenseitigkeit beruht, müssen wir uns vielleicht mit der Tatsache auseinandersetzen, dass die Ablehnung umfassend und endgültig ist. Angesichts dieser Erkenntnis können viele Gefühle in uns hochkochen: Schuld, Verbitterung, Enttäuschung, Wut. Vielleicht fühlen wir uns hintergangen und denken zum Beispiel daran, wie viel wir für die anderen getan und geopfert haben. Möglicherweise verfallen wir für eine Weile in einen Zustand der Trauer und fragen uns selbst: *Wie kann ich damit leben?*

Zudem können weitere Gefühle aufkommen: die Angst, niemanden zu haben, der sich um uns kümmert, wenn wir wirklich jemanden brauchen, das Gefühl, nicht wertgeschätzt zu werden und nicht zu genügen, weil wir in gewisser Weise vielleicht für die Ablehnung und das Verlassensein verantwortlich sind. Der Schmerz und die Verletzung können sich in einem Widerwillen äußern, neue und enge Beziehungen einzugehen. Aber es kann eine Zeit kommen, in der das Verlassensein unsere Gefühle nicht mehr dominiert, wir innerlich damit abschließen und die Situation akzeptieren, dass wir die geliebten Menschen vielleicht nicht mehr wiedersehen werden. Wir finden uns damit ab, spüren aber zuweilen noch einen dumpfen Schmerz, der uns an unseren Verlust erinnert.

Angst vor finanziellen Einschränkungen

Einige von uns befürchten, unter finanziellen Einschränkungen leiden zu müssen, und viele von uns befinden sich tatsächlich in einer angespannten finanziellen Lage. Die Angst kann daher realistisch oder angesichts unserer aktuellen Situation auch übertrieben sein. Allerdings habe ich festgestellt, dass viele Menschen, egal wie viel sie verdienen, im Alter befürchten, nicht genug Geld zur Verfügung zu haben, um die Dinge zu tun, die sie gerne tun möchten, oder um weiterhin in ihrem Zuhause wohnen zu können, das sie gerne behalten wollen.

Die Angst vor einem gewissen Mangel kann uns in unseren Gedanken und Fantasien verfolgen, vor allem wenn wir unsere

Kindheit in Armut verbracht haben. Alte Erinnerungen an Hunger, an das Fehlen einer ordentlichen Behausung oder an schlechte Kleidung werden leicht hervorgerufen. Selbst wenn sich unsere finanzielle Situation mittlerweile sehr verbessert hat, kann eine Rezession oder ein geringeres Einkommen unsere Angst schüren, eventuell nicht in der Lage zu sein, uns die lebensnotwendigen Dinge zu leisten. Düstere Sorgen und Befürchtungen können eine starke Ursache für innere Unruhe und Belastung sein, selbst wenn ein Mangel nicht realistisch ist oder akut bevorsteht.

Mit Ängsten umgehen

Was können wir gegen unsere Ängste unternehmen? Wir können versuchen, sie zu ignorieren, und so tun, als würden sie nicht existieren. Wir können uns so verhalten, als wäre es unmöglich, mit ihnen klarzukommen, und auf jede erdenkliche Weise vor ihnen flüchten. Wir können einfach nichts dagegen unternehmen und hoffen, dass sie wieder verschwinden werden. Leider kann es sein, dass unsere Ängste bestehen bleiben und es uns schwer machen, unser Leben intensiv auszuschöpfen. Wir könnten besser damit fahren, uns mit unseren Ängsten auseinanderzusetzen, sie zu ertragen oder, solange wir können, gegen sie anzukämpfen. Wir können auch versuchen, unsere Ängste in eine Quelle der Stärke zu verwandeln.

Darüber hinaus können wir versuchen, unsere Ängste zu relativieren. Wir können uns über die Risiken informieren, die wir in unserem Leben eingehen. Wir können uns auf die Weisheit verlassen, die wir in unserem Leben bisher gewonnen haben, und wir können uns gewiss sein, dass wir sehr stark sind, da wir bereits so lange überlebt haben. Wir können mit anderen über

Ängste reden, und vielleicht können sie uns Klarheit verschaffen, wie realistisch unsere Ängste sind.

Und schließlich können wir versuchen, unsere Ängste ehrlich zu akzeptieren, indem wir uns mit ihnen anfreunden. Möglicherweise gefällt es uns überhaupt nicht, Ängste zu haben, aber vielleicht können wir unser negatives Gefühl auflösen und versuchen, eine bestimmte Angst nicht abzulehnen, zu leugnen oder uns dagegen zu wehren. Wenn wir die Angst als einen weiteren Aspekt unseres Wesens sehen können und geduldig mit uns selbst sind, wenn wir Angst haben, können sich unsere Ängste reduzieren oder verschwinden. Und wenn das nicht geschieht, können wir versuchen, einen Weg zu finden, mit der Angst zu leben – und trotz ihrer Präsenz in unserem Leben unsere Ziele verfolgen und das Leben vollkommen ausschöpfen.

BEDAUERN UND BEREUEN

Es wäre tatsächlich überraschend, wenn es während eines langen Lebens nicht zumindest einige Ereignisse, Beziehungen und Entscheidungen an Weggabelungen gäbe, die wir nun bereuen. Dinge, die wir bereuen, können uns immer wieder an schwierige Probleme erinnern, mit denen wir uns nach wie vor beschäftigen müssen. Manchmal erinnern sie uns auch an Ereignisse in unserer persönlichen Geschichte, über die wir nicht glücklich sind. Es kann heilsam sein, uns bewusst zu machen, was wir bereuen – und uns rückblickend zu fragen: *Welche Bedeutung haben diese Gefühle der Reue im Moment für mich? Wie intensiv sind sie? Und was, wenn überhaupt, möchte ich dagegen unternehmen?*

Gefühle der Verbitterung, Verärgerung oder Deprimiertheit,

die mit Empfindungen der Reue einhergehen, können uns daran hindern, uns zur bestmöglichen Person zu entwickeln, die wir nur sein können. Ständige Gewissensbisse angesichts einer bestimmten Situation oder Beziehung können uns belasten und es uns schwer machen, uns auf andere Dinge zu konzentrieren. Ein schlechtes Gewissen kann uns lähmen und davon abhalten, aktiv zu werden, wenn dabei nur ein gewisses Risiko oder eine kleine Unsicherheit besteht. Wenn wir uns über Dinge den Kopf zerbrechen, die wir bereuen, weil etwas schlecht gelaufen ist, kann uns das passiv und zögerlich machen.

Wie oft haben Sie schon solche Gedanken gehabt? *Wenn ich doch nur noch einmal von vorne beginnen könnte, dann würde ich all die Fehler vermeiden, die ich gemacht habe. Ich könnte mein gesammeltes Wissen und meine Erkenntnisse nutzen, um andere Wege einzuschlagen, und ein viel besseres Leben haben.* Oder: *Wenn das nicht passiert wäre, wie anders wäre mein Leben dann verlaufen!* Sagen Sie zu sich selbst: »Ich habe mein Leben nicht richtig gelebt«? Wenn wir die Dinge, die wir bereuen, in den Hintergrund schieben oder uns damit abfinden, können wir unsere bevorstehenden Jahre mehr genießen.

Hier sind einige Dinge, die viele ältere Menschen bereuen oder bedauern. Überlegen Sie, was davon auch für Sie zutrifft oder ein Teil Ihres Lebens war.

Verluste

Wir sind traurig über den Tod eines geliebten Menschen, vor allem, wenn er zu früh eintrat, weil die Perspektive, so viele Lebensjahre ohne diese besondere Person vor uns zu haben, so niederschmetternd für uns war. Und wir bedauern den Verlust unserer Gesundheit und Energie. Wir haben das Gefühl, dass wir zu schnell alt geworden sind und das Selbst verloren haben, das wir einst waren.

Meine Entscheidung zu verreisen, obwohl ich krank war, hat mich wahrscheinlich kränker gemacht. Ich bereue es, nach China gereist zu sein, als ich eine Bronchitis hatte. Mein Asthma wurde durch die Luftverschmutzung in Shanghai ausgelöst.

Wir bedauern den Verlust von Beziehungen zu anderen Menschen – weil wir den Kontakt abgebrochen haben oder weil wir verlassen worden sind oder weil wir die Konflikte in der Beziehung nie geklärt haben.

Wir bedauern den Verlust eines wichtigen Teils unserer Identität, wie zum Beispiel den Verlust eines Jobs oder eines wichtigen Interessengebiets.

Ungeklärte Probleme mit anderen

Viele von uns haben zum Bruch oder zur Beschädigung von Beziehungen beigetragen. Wir haben Dinge versprochen, die wir nie umgesetzt haben, waren nachtragend und verbittert (manchmal jahrzehntelang) und haben es versäumt, Konflikte beizulegen und Meinungsverschiedenheiten zu klären.

Mein Freund Andrew bereut es, eine wichtige Freundschaft beendet zu haben: »Ich hatte über viele Jahre einen engen Kontakt mit einem Paar. Eines Tages kamen meine Eltern bei einem Autounfall ums Leben. Das Paar war anwesend, als mein Bruder anrief, um mir die schlechte Nachricht mitzuteilen. Sie verabschiedeten sich rasch, und ich habe während meiner Trauerphase nie etwas von ihnen gehört. Ich war verletzt und wütend. Später haben die beiden versucht, den Kontakt wiederaufleben zu lassen. Doch ich habe sie abgewiesen.«

Unsere Fehler und Schwächen

Wir bereuen unsere eigenen Schwächen – Aspekte in unserer Persönlichkeit, die zu wenig entwickelt sind oder nicht zum Ausdruck kommen. Wir hadern mit unseren anhaltenden Schwierigkeiten, Beziehungen einzugehen und aufrechtzuerhalten, sowie mit den Situationen, in denen wir unsere eigenen Werte und Normen verletzt und uns nicht integer verhalten haben. Wir blicken beschämt auf die Dinge zurück, die wir aus Gehässigkeit und Boshaftigkeit getan haben. (Wenn wir zum Beispiel einem Freund, der es dringend benötigte, kein Geld geliehen haben, obwohl wir es uns hätten leisten können. Und das nur, weil wir ihm wegen irgendeiner realen oder eingebildeten Kränkung eins auswischen wollten.) Und wir erschaudern angesichts all der Momente, in denen wir uns besser zu Wort gemeldet hätten, aber geschwiegen haben, und angesichts der Situationen, in denen wir etwas gesagt haben, es aber besser nicht getan hätten.

Verletzungen – die wir erlitten, und solche, die wir anderen zugefügt haben

Wir wünschten, wir hätten bei unseren Kindern einen besseren Job gemacht und hätten uns unserer Familie mehr gewidmet. Und wir wünschten, wir hätten uns intensiver um eine bessere Beziehung mit unserem Partner bemüht.

Wir bereuen all die emotionalen Verletzungen, die wir anderen zugefügt haben, und all unsere Gefühle des Neids und der Eifersucht, die wir gegenüber denjenigen empfunden haben, die Dinge und Beziehungen hatten, die wir uns gewünscht hätten.

Wir spüren den stechenden Schmerz, lange nachdem wir von

jemandem getäuscht oder betrogen und körperlich oder emotional verletzt wurden. Und wir sind traurig über die Verletzungen aufgrund von Unfällen, die bei uns viel Schmerz und Leid verursacht und uns beruflich sowie in unserem persönlichen Leben beeinträchtigt haben.

Misserfolge und Fehler

Manchmal bereuen wir, dass wir Arbeit in Projekte gesteckt haben, aus denen nichts geworden ist.

Andrew, der auch ein Kollege von mir ist, hat mir einmal Folgendes erzählt: »Wie sehr ich es bereue, dass ich so viel Zeit und Mühe in dieses Buch investiert habe. Ich habe es in den letzten zwanzig Jahren immer wieder umgeschrieben und überarbeitet. Aber es kam nie ein gutes Ergebnis dabei heraus. Ich habe mich dem Projekt all diese Jahre gewidmet, für nichts und wieder nichts. Es hat mich in so vielerlei Hinsicht blockiert – ich hatte das Gefühl, kein anderes Projekt in Angriff nehmen zu können, bevor ich dieses nicht abgeschlossen hatte. Doch ich konnte es nie beenden, also ließ ich es schließlich fallen und war endlich in der Lage, etwas Neues zu beginnen.«

Mein Freund Charles, ein sechzigjähriger Manager im Ruhestand, war während seines Berufslebens häufig geschäftlich unterwegs und arbeitete oft bis spätabends. Genau das bereuen viele Menschen. »Ich bereue sehr, dass ich nicht mehr Zeit mit meinen Kindern verbracht habe«, erzählte er mir. »Sie sind mittlerweile alle erwachsen, und ich kenne sie kaum. Ich habe die besten Jahre ihres Lebens verpasst und kann das nie mehr nachholen. Außerdem spüre ich eine gewisse Ablehnung von ihnen sowie eine fehlende Nähe.«

Wir bereuen vielleicht, dass wir begonnene Projekte nie abgeschlossen haben. Oder dass wir unsere Pläne nicht umgesetzt oder Verpflichtungen nicht eingehalten haben.

Vielleicht bedauern wir unseren mangelnden Erfolg in der Ausbildung, der beruflichen Karriere oder in unserem sozialen Umfeld. So sind wir möglicherweise »nie groß rausgekommen«, haben nie den sozialen Status erreicht oder den materiellen Besitz erlangt, den wir uns gewünscht hätten. Vielleicht haben wir den Eindruck, wir hätten uns in der Arbeit mehr engagieren oder unser Potenzial stärker ausschöpfen müssen. Oder wir bereuen dumme oder riskante Dinge, mit denen wir andere oder uns selbst gefährdet haben.

Enttäuschungen und verpasste Gelegenheiten

Viele von uns haben unerfüllte Sehnsüchte erlebt. So können wir etwa immer noch den Schmerz einer unerwiderten Liebe empfinden. Linda, eine Freundin von mir, hat mir einmal erzählt: »Ich bereue es, einen Mann, der mich gefragt hat, ob ich seine Frau werden möchte, nicht geheiratet zu haben. Ich bin letztlich allein geblieben und habe niemanden, den ich lieben kann, und niemanden, der mich liebt.«

Manche von uns beklagen, dass sie bestimmte Abenteuer und neue Erfahrungen verpasst haben, die sie angesprochen hätten. Oder dass sie sich nicht für einen beruflichen Weg entschieden haben, der ihrem Herzen entsprochen hätte, oder nicht die Dinge gelernt haben, die sie lernen wollten. Paul, ein langjähriger Freund von mir, hat mir erzählt: »All die Jahre habe ich in einem Job gearbeitet, den ich hasste. Die Bezahlung war gut, und ich brauchte das Geld. Ich hatte eine Frau, zwei Kinder, ein Haus und wollte ein bequemes bürgerliches Leben führen. Wie oft habe ich mir gewünscht, meinen Job zu kündigen und das zu tun, was meinem Herzen entsprach: Grundschullehrer werden. Diese Veränderung wäre unmöglich gewesen, und selbst wenn es mir gelungen wäre, hätte ich sehr viel weniger verdient. Aber irgendwo tief in meinem Inneren bereue ich, dass ich dem Pfad meines Herzens nie gefolgt bin.«

Emotional kann etwas, das wir bedauern, noch sehr aufgeladen sein. Unser Bedauern kann sehr tief gehen und alles überlagern oder nur schwach und gelegentlich spürbar sein. Wir können es als bohrenden oder dumpfen Schmerz empfinden oder als wehmütige Erinnerung. Zudem können andere Gefühle mit dem Bedauern einhergehen: Scham, Ärger, Verbitterung oder Angst. Vielleicht sind wir auch traurig oder wünschen uns, noch eine Chance zu bekommen. Die Erinnerung kann Ereignisse wieder hochkommen lassen, die wir nun bereuen. Oder wir sehen etwas, das wir bereuen, mittlerweile aus einer distanzierten und losgelösten Perspektive. Wie auch immer die vielschichtigen Emotionen im Zusammenhang mit dem Bedauern aussehen und worum es im Kern bei dem, was wir bereuen, auch gehen mag, es empfiehlt sich, Wege zu erkunden, um mit den Dingen, die wir bedauern, unseren Frieden zu machen. Zudem sollten wir verschiedene Methoden ausprobieren, um den nagenden Kummer zu überwinden, der mit dem Bedauern einhergehen kann.

Wenn Sie Ihre Gefühle des Bedauerns sowie die anderen damit einhergehenden Emotionen rückblickend betrachten, können Sie bewusst eine gewisse Distanz dazu aufbauen und dieses Gefühlspaket als etwas sehen, das nicht unbedingt ein Teil Ihrer emotionalen Landschaft ist? Oder können Sie eine Vision oder Fantasie entwickeln, wie Ihr Leben anders hätte verlaufen können, wenn … Sie können sich auch fragen: »Was wäre gewesen, wenn ich dieses oder jenes getan hätte?« Oder Sie malen sich in einer Art Tagtraum aus, was alles hätte sein können und was Sie alles verpasst haben. Sie können auch denken: Das war damals und jetzt ist jetzt. Es ist vergangen und nicht mehr wichtig für mich.

Sie können Ihr Bedauern als Mittel einsetzen, um bestimmte Dinge aus der Vergangenheit zu akzeptieren, die Ihnen leidtun und von denen Sie sich wünschen, dass sie nicht passiert wären. Oder Sie nutzen Ihr Bedauern als Gelegenheit, um sich selbst leidzutun, sich zu bestrafen, Ihr Schicksal zu beklagen und auf Ihr Pech oder Ihre treulosen Freunde zu schimpfen. Oder Sie blicken aus Ihrer aktuellen Perspektive auf das Ereignis, das Sie bereuen, und fragen sich, was Sie daraus gelernt haben. Können Sie eine gewisse Weisheit daraus ableiten? Sie können sich auch fragen, inwiefern das, was Sie bereuen, zu den guten, nützlichen und wertvollen Dingen beigetragen hat, die Sie später getan haben, und inwiefern sich Ihre Persönlichkeit daraufhin positiv weiterentwickelt hat. Vielleicht hat die Situation, die in der Vergangenheit wie ein Scheitern wirkte, später zu positiven Errungenschaften beigetragen und Ihre Fähigkeit gefördert, ähnliche Situationen zu vermeiden.

Für mich war es ziemlich hilfreich, zu erkennen und zu akzeptieren, dass ich früher anders war als jetzt, aber dass dennoch »Ich« an den Dingen beteiligt war. Je mehr ich mich dagegen sträubte, Dinge zu akzeptieren, die ich bereute, je mehr ich mich dagegen wehrte, dass sie zu meiner Vergangenheit gehörten – desto mehr litt ich darunter, desto mehr bereute ich sie und desto ungeklärter empfand ich alles. Aber wenn ich mir erlaubte, Reue zu empfinden, konnte ich frühere Versäumnisse, Fehler und unangemessenes Verhalten eher akzeptieren. »Akzeptieren« bedeutete dabei nicht, dass ich glücklich oder zufrieden mit dem war, was passiert war, oder dass ich mir nicht gewünscht hätte, dass die Dinge anders gelaufen wären. Als ich sie mir aber selbst als meine eigenen Taten, meine Erfahrungen eingestand, konnte ich sie verarbeiten und sie *sein lassen*, anstatt zu versuchen, sie zu verdrängen oder zu leugnen. Doch bevor ich mit einigen bedauerlichen Ereignissen in meinem Leben auf diese Weise umgehen konnte, musste ich mir erlauben, betrübt darüber zu sein. Ich empfehle Ihnen ebenfalls, auf eine für Sie stimmige Weise traurig über die Dinge zu sein, die Sie am meisten bereuen.

Es ist wichtig, sich mit den Dingen und Situationen abzufinden, die Sie bereuen, und über Ihre Gewissensbisse gegenüber anderen Menschen hinwegzukommen. Wenn Ihre Reue Sie stark belastet und häufig Gefühle der Scham oder Schuld hervorruft oder Sie deshalb ständig mit der Vergangenheit hadern, haben Sie möglicherweise weder die Energie noch den Wunsch, nach Wegen zu suchen, um die beste Person zu werden, die Sie sein können.

DAS ALTERN AKZEPTIEREN (ODER NICHT)

Es geht um Folgendes: Wie sehr akzeptieren Sie das Älterwerden? Wie sehr leugnen oder verdrängen Sie es und wie sehr wehren Sie sich dagegen?

Es gibt viele Wege, das Altern zu akzeptieren, je nachdem, wie weit Sie gehen möchten. Vielleicht akzeptieren Sie Ihren Alterungsprozess an einem Tag, leugnen ihn aber am nächsten und ignorieren ihn vollkommen an wieder einem anderen Tag. Möglicherweise akzeptieren Sie, dass ein Teil von Ihnen älter geworden ist (wenn Sie sich zum Beispiel nicht mehr mit derselben Geschwindigkeit und Leichtigkeit bewegen wie früher), weigern sich aber, einen anderen Teil zur Kenntnis zu nehmen (zum Beispiel die abnehmende geistige Schärfe). Oder Sie sind der Meinung, in bestimmter Hinsicht Fortschritte gemacht zu haben, anstatt abzubauen. In Ihrer Wahrnehmung haben Sie sich möglicherweise so wenig verändert, dass kein großer Unterschied zu Ihrer Verfassung vor zehn Jahren besteht – daher hat das Älterwerden eine geringe Bedeutung für Sie. Oder haben Sie sich vollkommen an die Vorstellung gewöhnt, ein alternder Mensch in seiner späten Lebensphase zu sein, weshalb es Sie nicht überrascht, dass Ihr Verhalten dem einer älteren Person entspricht und Sie das auch nicht abstreiten? Vielleicht ist Ihnen das Altern sehr deutlich bewusst – oder aber Sie nehmen es nur vage wahr. Vielleicht empfinden Sie sich als *ein bisschen* gealtert, aber nicht *besonders*. Ob Sie sich nun innerlich gegen das Älterwerden auflehnen und es stumm ertragen oder laut und klagend dagegen protestieren, zu irgendeinem Zeitpunkt werden Sie sich damit abfinden müssen, dass das Altern im späteren Leben nun mal eine chronologische Tatsache ist, die Sie nicht verhindern können. Wie Sie diese Tatsache interpretieren und was Sie diesbezüglich unternehmen, kann sich darauf auswirken, wie gut Sie altern.

Was bedeutet es, das Älterwerden *wirklich* zu akzeptieren? Es bedeutet zu glauben, dass »ich es tatsächlich erlebe. Ich gehöre zur älteren Generation. Ich bin ein älterer Mann oder eine ältere Frau in den späten Lebensjahren. Ich bin ein Senior, eine Alte, ein älterer Erwachsener oder im dritten Lebensabschnitt. Es gibt kein ›Vielleicht‹ und kein ›Aber‹ – ich bin es (alt), und so bin ich.« Egal, welche Terminologie Sie verwenden (manche Begriffe sind darauf ausgerichtet, eine gewisse Distanz zum Älterwerden aufzubauen, andere »reiben es uns richtig rein«), Sie erkennen die körperlichen, chronologischen Tatsachen Ihrer aktuellen

Existenz, nehmen sie wahr und leben damit. Das heißt, Sie sind sich klar darüber, was sich für Sie verändert hat, vor allem in körperlicher Hinsicht. Das Altern nicht zu akzeptieren bedeutet, es zu ignorieren, dagegen anzukämpfen oder es abzustreiten, es nicht anzuerkennen und Tatsachen Ihres älteren körperlichen Daseins zu verzerren oder zu verdrängen.

Natürlich gibt es – abgesehen von Akzeptanz oder Ablehnung – weitere Haltungen und Reaktionen. Sie können angesichts des Älterwerdens verzweifelt resignieren. Oder Sie sehen die Unausweichlichkeit Ihres Alterungsprozesses gequält und verbittert ein. Oder Sie versuchen, die Entwicklung ständig bewusst und aufmerksam zu beobachten. So konzentrieren Sie sich vielleicht darauf, was beim Älterwerden mit Ihnen passiert. Oder Sie versuchen zu verstehen, wie es sich auf Ihre Psyche und Ihren Geist auswirkt. Sie können den Alterungsprozess einfach geschehen lassen oder Sie versuchen, ihn abzuschwächen, zu verlangsamen oder ihm mit Sport, Medikamenten, Meditation oder mithilfe der Ernährung entgegenzuwirken. Vielleicht haben Sie Angst vor dem Älterwerden und wehren sich dagegen, dass alles zu schnell passiert. Oder Sie sind ganz zufrieden mit dem Prozess. Sie können auf eine realistische oder unrealistische Weise mit dem Altern umgehen.

Ob Sie das Älterwerden als Teil Ihrer natürlichen Lebensspanne akzeptieren oder sich dagegen auflehnen, wird unter anderem von Ihrer Erwartung und Ihren tatsächlichen Erfahrungen im Alter abhängen. Wenn Sie davon ausgehen (oder erlebt haben), dass es erbärmlich, schwierig und leidvoll ist, werden Sie wahrscheinlich davor zurückschrecken und versuchen, sich dagegen zur Wehr zu setzen, indem Sie es abstreiten oder ignorieren. Wenn Sie das Alter als Horrortrip sehen, versuchen Sie es aufgrund Ihrer Einstellung durch Selbsttäuschung oder Verzerrung zu verdrängen. Wenn das Älterwerden für Sie bisher jedoch eine vorwiegend positive Erfahrung war, blicken Sie bezüglich Ihres Alterungsprozesses vielleicht optimistisch in die Zukunft.

Eine Bekannte von mir nahm ihr Alter enthusiastisch an, als sie auf die siebzig zuging. Sie sagte: »Jetzt weiß ich, was meine Bestimmung ist: Ich soll eine alte Dame sein!«

Die Frage, die es zu klären gilt, lautet: Wie gut dient Ihnen die Akzeptanz?

ERTRAGEN UND DURCHHALTEN

Das Älterwerden bringt einen fortwährenden körperlichen Abbau sowie gewisse Einschränkungen mit sich, ob schnell oder langsam. In jedem Fall müssen wir darauf vorbereitet sein, mit körperlichen Herausforderungen klarzukommen. Ertragen und durchhalten heißt, mit den Schwierigkeiten des späteren Lebens fertigzuwerden, ohne uns davon dominieren zu lassen oder unseren Wunsch aufzugeben, auf eine bestimmte Weise zu leben. Das bedeutet, dass Sie beharrlich und entschlossen an Ihrer positiven Einstellung zum Leben *festhalten*; dass Sie *durchhalten*, ohne aufzugeben (also gegen die Widrigkeiten angehen, die Sie plagen, und sich nicht der Passivität und Hoffnungslosigkeit hingeben); dass Sie Dinge *durchstehen* (Schmerzen, Einschränkungen und Frustrationen möglichst gut ertragen); dass Sie dem Druck, sich zurückzuziehen, nicht nachgeben; dass Sie Dinge überstehen (Widrigkeiten zur Kenntnis nehmen und davon ausgehen, dass das Schlimmste bald vorbei sein wird); dass Sie den Stress und die Belastungen aushalten (ohne eine missmutige, verbitterte, schwierige Person zu werden); dass Sie sich nicht unterkriegen lassen und Ihre Resilienz unter Beweis stellen. Ertragen und durchhalten heißt, trotz der Kraft und Wucht Ihrer Probleme Ihr psychisches und emotionales Gleichgewicht zu bewahren – in der Lage zu sein, der Schwerkraft der Belastungen, die Sie nach unten ziehen, etwas entgegenzusetzen. Ertragen und durchhalten heißt auch, Ihr Leben unter schwierigen Umständen fortzuführen, in der Hoffnung und der Erwartung, dass die Dinge sich in der Zukunft zum Besseren verändern, dass Sie stärker und besser dafür gewappnet sein werden, weiteren Widrigkeiten zu begegnen, da Sie die bisherigen bereits bewältigt haben. Und es bedeutet, dass Sie viel aus Ihrem Leid gelernt haben – sofern Sie lang genug durchhalten und sich fortwährend bemühen, Schwierigkeiten zu überwinden – und sich zu einer stärkeren, resilienteren Person entwickeln.

Es erfordert viel Mut und Entschlossenheit, sich zu weigern aufzugeben und das Leid, die Schmerzen und Belastungen auszuhalten, die mit dem Älterwerden einhergehen. Aber dies durchzumachen, den Kampf zu führen und das Altern entschlossen zu ertragen und durchzuhalten, wird Ihnen wahrscheinlich eine größere Reife bescheren. Und wenn Sie schwierige Krisen überstehen, kann das zu Ihrer spirituellen Entwicklung und Menschlichkeit beitragen.

Mit sechsundachtzig wurde mein Freund Josh von einem Auto angefahren. Das Fahrzeug prallte so heftig gegen seinen Körper, dass er in die Luft geschleudert wurde und etwa zehn Meter entfernt wieder landete. Seine Beine waren stark zertrümmert, und er hatte ein Loch im Kopf. Als er ins Krankenhaus transportiert wurde, war er halb bewusstlos. Josh musste sich einer neunstündigen Operation unterziehen, die er angesichts der Schwere seiner Verletzungen für einen Mann in seinem Alter überraschend gut überstand. Erst sechs Monate nach seinem Unfall konnte Josh wieder nach Hause zurückkehren. Zunächst verbrachte er einige Zeit in einem Allgemeinen Krankenhaus. Danach kam er in eine Reha, ohne zu wissen, ob er je wieder in der Lage sein würde zu laufen.

Ein paar Wochen, nachdem er wieder zu Hause war, erzählte er mir: »Die gesamte Situation hat nach wie vor eine deprimierende Wirkung auf mich. Ich kämpfe gegen die Depression an, indem ich mich beschäftige. Ich lade Menschen ein, mich zu besuchen. Ich knüpfe telefonisch Kontakte zu anderen. Ich bekomme Überraschungsbesuche, die mich aufmuntern. Meine Gäste vertreiben die Sorgen, die ich mir über mich selbst mache. Ich bin nicht niedergeschlagen oder einsam, wenn gute Freunde da sind, weil ich ihre Gesellschaft und Nähe genieße und die Möglichkeit habe, ihnen meine Liebe zu zeigen. Beziehungen sind die Antriebskräfte in meinem Leben, vor allem die Beziehung zu meiner Partnerin Jane. Aber wenn die Leute wieder gehen, kehren meine Sorgen zurück.«

Neben der Pflege seiner Freundschaften kämpft Josh gegen seine Verzweiflung an, indem er Pläne für die Zukunft schmiedet und sich mit Kochen und Lesen beschäftigt. Außerdem empfindet er es als hilfreich, sich zu beschimpfen, wenn er deprimiert ist. Er sagt dann Dinge wie: »Du fauler Hund! Du Simulant! Du täuschst doch nur was vor.« Ihm zufolge überwindet er auf diese Weise seine negativen Gefühle, vor allem seine Wut über den Unfall, der ihn, wie er sagt, völlig aus der Bahn geworfen hat.

Obwohl nicht klar ist, wie gut er seine Beine noch nutzen kann, arbeitet Josh intensiv an seiner Genesung. »Der Unfall hat mich grundlegend verändert. Er hätte mich beinahe umgebracht. Ich fühle mich nicht mobil oder flexibel. Ich fühle mich eingeschränkt. Ich sehe nicht, wie ich ohne einen Stock laufen soll und ohne zu befürchten, dass ich stürze.«

Als ich sieben Monate nach seinem Unfall mit Josh sprach, saß er die meiste Zeit im Rollstuhl. Er übt jeden Tag, ein Stück zu gehen, und trainiert auf seinem Heimtrainer. Außerdem übt er dreimal pro Woche mit einer Physiotherapeutin und treibt sich dazu an, ständig mehr zu tun – sogar so sehr, dass er beim Versuch, alleine zu laufen, einmal stürzte und sich viele blaue Flecken zuzog. Soweit er kann, lehnt er jegliche körperliche Hilfe ab und kämpft gegen seine Abhängigkeit, sogar in Situationen, in denen es ratsam wäre, sich bei jemandem unterzuhaken. Er hat ein starkes Unabhängigkeitsgefühl, das er sich unbedingt bewahren will, und daher macht er stets etwas mehr alleine, als empfehlenswert wäre.

Josh lässt sich nicht von den Schmerzen und den blauen Flecken zurückhalten oder davon, dass seine Beine ihm den Dienst zum Teil verweigern. »Ich muss mich antreiben, weil es wichtig ist. Ich halte die Schmerzen aus, damit ich laufen kann. Ich werde mich nicht unterkriegen lassen. Wenn ich mich frage: ›Wann wird es überstanden sein?‹, scheint es noch so lange hin zu sein. Im August möchte ich mit Jane nach Europa reisen. Ich brauche Ziele, die mich anspornen. Das sind die motivierenden Kräfte. Ich werde mich nicht bremsen, weil mir etwas wehtut. Ich konfrontierte mich gnadenlos mit der Realität und finde mich damit ab. Ich akzeptiere sie, aber der Unfall war ein bisschen zu viel. Wobei ich auch beide Beine oder mein Leben hätte verlieren können.« Dann scheint er seinen Frieden mit dem Unfall zu machen, denn er sagt: »Es ist mir passiert, und ich akzeptiere es als Fait accompli. Ich ärgere mich darüber. Und ich beklage es. Aber ich hasse die Frau, die mich angefahren hat, nicht. Eines weiß ich: Sobald ich beginne zu laufen, wird all dies vorbeigehen. Nichts währt ewig.« Er scheint sein Schicksal zu akzeptieren.

Er schließt seine rückblickenden Betrachtungen bezüglich seines Unfalls, indem er sagt: »Es gab Zeiten nach dem Unfall, in denen ich nur sehr langsam Fortschritte machte und absolut frustriert, eingeschränkt, schmerzgeplagt und unfähig war, meinen Wünschen nachzugehen. Ich dachte: Warum soll ich nicht einfach das Ende kommen lassen? Aber ich bin diesbezüglich nicht aktiv geworden. Nach einer Weile kam meine Entschlossenheit, wieder gesund zu werden, zurück. Ich werde nie aufgeben. Ich werde nie klein beigeben.«

MIT MIR SELBST SCHRITT HALTEN

• • • • •

Wie schaffe ich es, mich im Laufe des Alterungsprozesses auf meinen jeweiligen Zustand einzustellen? Es geht darum, mich auf den aktuellen Stand zu bringen und *mit mir selbst Schritt zu halten*. Körperlich, emotional, psychisch und in sozialer Hinsicht kommt es bei mir zu Veränderungen. Erst im Rückblick erkenne ich, dass ich nicht mehr so bin wie vorher. Und zwischen der Zeit, in der sich bei mir etwas verändert, und dem Moment, in dem es mir bewusst wird, klafft eine Lücke. Ich frage mich, ob ich diese Lücke schließen kann. Wenn mir das gelingt, werde ich vielleicht in der Lage sein, mich jeweils besser auf meine Fähigkeiten, meine Realität und meine Einschränkungen einzustellen.

Beobachten Sie aufmerksam, was körperlich mit Ihnen passiert, und machen Sie sich zudem die Veränderungen in anderen Bereichen bewusst. Sind Sie weniger motiviert, anderen Menschen zu begegnen, weil Sie weniger Energie haben? Hat sich Ihre Einstellung gegenüber sich selbst verändert? Wie erleben Sie Ihre körperlichen Veränderungen? Haben sich Ihre Interessen oder Beziehungen verändert? Gibt es eine Veränderung im Geist oder der Spiritualität? Sehen Sie das Leben und andere Menschen anders? Haben sich Ihr Denken und Ihre Gefühle grundsätzlich verändert? Nehmen Sie eine verringerte emotionale Intensität wahr oder ist sie stärker geworden? Sind Sie immer noch schockiert und aufgebracht angesichts der Dinge, die auf der Welt passieren? Glauben Sie, dass Sie anfälliger für Krankheiten sind, und fühlen Sie sich körperlich weniger sicher? Stellen Sie fest, dass Sie sich mit zunehmender körperlicher Unsicherheit mehr auf Ihre Finanzen konzentrieren? Wenn Ihre Augen und Ihr Kurzzeitgedächtnis schlechter werden, bemerken Sie, dass Sie sich weniger für intellektuelle Themen und aktuelle Ereignisse interessieren, oder fällt es Ihnen schwer, auf dem Laufenden und geistig rege zu bleiben? Sind Sie geduldiger oder ungeduldiger als früher?

Wenn Sie Ihren Alterungsprozess beobachten, könnte es jeden Tag zu einer neuen Entdeckung, einer neuen Angst, einem neuen Abenteuer oder einer neuen Sorge kommen. So könnten Sie zum Beispiel eine neue Gleichgewichtsstörung, eine neue kahle Stelle am Kopf, einen neuen Bereich mit schlaffer Haut oder eine hervorquellende Vene bemerken. Oder Sie betrachten sich im Spiegel und wirken älter, als Sie gedacht haben. Diese Beobachtung kann ein Auslöser für Neugier oder von Verunsicherung sein. Sie kann Sie dazu veranlassen, Ihr neues entstehendes Selbst bereitwillig zu akzeptieren oder es emotional abzulehnen. Wie auch immer Sie reagieren mögen, Sie nehmen sich selbst wahr, halten mit sich Schritt und bleiben auf dem Laufenden, wer Sie sind, während Sie sich allmählich verändern.

Wenn Sie ein größeres Bewusstsein dafür entwickeln, was mit Ihnen geschieht, während Sie älter werden und sich innerlich verändern, sind Sie vielleicht in der Lage, eine größere Kontrolle über Ihr Leben zu bewahren und eine klarere Vorstellung zu entwickeln, wie Sie Ihr Leben unter den gegebenen Umständen gerne gestalten würden.

WER BIN ICH?

Wie intensiv haben Sie nach Identität gesucht, als Sie jünger waren, vor allem in der Jugend? Fragen rund um die Identität ziehen sich allerdings durch das gesamte Leben, und das Alter kann eine Zeit sein, in der Sie Ihre Identität gerne neu definieren oder neu gestalten wollen beziehungsweise sich mit nach wie vor drängenden Identitätsfragen befassen möchten. Wissen Sie, wer Sie sind? Bestätigen andere Sie darin, die Person zu sein, als die Sie sich selbst empfinden? Sind Sie sich jeder Veränderung Ihrer Identität bewusst, egal, ob sie negativ oder positiv ist?

Ihre Identität kann ein Bewusstsein für Ihre Rollen umfassen – zum Beispiel die Rolle als Freund oder als Großelternteil. Dazu gehört die Wahrnehmung, in welcher Beziehung Sie zu anderen stehen. Vielleicht sehen Sie sich selbst als eine besondere Akteurin und Initiatorin auf der Welt, sind sich innerlich klar darüber, wer Sie wirklich sind, und agieren mit diesem Wissen in Ihrem Umfeld.

Unsere Erkenntnis, wer wir sind, basiert häufig auch darauf, dass wir unser vergangenes Selbst mit unserem gegenwärtigen Selbst vergleichen, sowie auf der Überzeugung, dass es zwischen den beiden zu keinem größeren Bruch gekommen ist.

Mein Freund Josh hatte Folgendes dazu zu sagen, obwohl er

beträchtliche körperliche Veränderungen durchgemacht hat: »Die wesentlichen Aspekte von mir selbst haben sich nicht besonders verändert. Meine Gefühle und Einstellungen haben sich nicht verändert. Meine Erwartungen sind lediglich etwas kleiner geworden. Ich bin körperlich schwächer und weniger in der Lage zu schreiben und zu arbeiten. Ab achtzig habe ich es langsam kommen sehen – dass die Energie weniger wird. Es ist beschwerlicher, morgens aufzustehen, und es dauert länger, Dinge zu erledigen.«

Eine solche Kontinuität und Stärkung der Identität, die Sie kennen und mit der Sie sich wohlfühlen, sind positive Aspekte Ihrer aktuellen Persönlichkeit. Aber wenn Sie älter werden, können negative Aspekte sich einen Zugang zu Ihrer Identität verschaffen – zum Beispiel das Gefühl, eine immer stetig abbauende Person mit weniger Energie und mehr Einschränkungen zu sein, die in physischer, sozialer und geistiger Hinsicht an Stärke und Umsetzungsvermögen verloren hat. Sie sehen sich negativ – als nicht dieselbe Person, die Sie einmal waren. Und überaus belastend für Sie könnte die Realität sein, dass Sie weniger Jahre vor sich als hinter sich haben.

Einige Fragen kommen auf: Wie würde eine geeignete, stimmige und realistische Identität für einen Menschen im späteren Leben aussehen? Wie kann ich die negativen und positiven Aspekte in eine harmonische Balance bringen? Wie kann ich mir eine Persönlichkeit bewahren, mit der ich Herausforderungen in Angriff nehme und Spaß daran habe, mit der ich außerdem Chancen wahrnehme und meine Persönlichkeit gezielt so weiterentwickle, dass ich ein Mensch mit einer positiven Einstellung bleibe, mit dem Ziel, die beste Person zu werden, die ich überhaupt sein kann?

FRÜHER, JETZT UND IN DER ZUKUNFT

Wir leben in der Vergangenheit, der Gegenwart und der Zukunft, und die Frage ist, wie wir zwischen diesen eine Balance herstellen und sie miteinander verbinden.

Wir alle leben in drei Zeiten. Je älter wir werden, desto mehr Zeit haben wir in der Vergangenheit verbracht und desto weniger Zeit bleibt uns in der Zukunft. Dabei ist die Gegenwart die einzige Zeit, in der wir leben können. Wenn Ihre Vergangenheit viel besser war als Ihre Gegenwart, träumen Sie vielleicht davon und schwelgen in Erinnerungen daran. Sie erinnern sich an das, was Sie erreicht haben, an gute Gefühle und an das aufregende Leben, das Sie einst hatten. Vielleicht konzentrieren Sie sich auf die Erinnerungen aus der Vergangenheit und vergleichen sie positiv mit Ihren aktuellen Lebensumständen. Möglicherweise sehnen Sie sich nach der Vergangenheit, sehen sie als die wichtigste und erfüllendste Zeit Ihres Lebens und fördern damit Ihre Unzufriedenheit in der Gegenwart. Darüber nachzudenken, wer Sie sind und was Sie in der Vergangenheit gemacht haben, kann besonders attraktiv und überzeugend sein, wenn die Gegenwart nicht besonders lohnend oder reizvoll wirkt. In der Vergangenheit zu leben ist ein Weg, um Ihre persönliche Geschichte Revue passieren zu lassen, sich auf eine verlorene ersehnte Identität zurückzubesinnen, und ein Versuch, sie in der Gegenwart wiederaufleben zu lassen. Darüber hinaus ist es ein Weg, um sich selbst zu versichern, dass Sie in gewisser Weise wichtig für andere und sich selbst sind.

Auf der anderen Seite konzentrieren Sie sich vielleicht auf die Gegenwart, darauf, was hier und jetzt bei Ihnen los ist. Wenn die Vergangenheit düster war, müssen Sie diese vielleicht vergessen oder ein anderes Bild davon entwickeln und sich bewusst machen, dass Sie sie nicht wiederholen werden. Wenn Sie eine Person sind, die sehr »gegenwartsorientiert« ist, haben Sie vielleicht das Gefühl, dass Sie lediglich das *Jetzt* haben und das meiste daraus machen sowie die größtmögliche Erfüllung daraus beziehen möchten. Vielleicht schätzen Sie Ihre Vergangenheit oder Sie sehen diese Zeit als nicht besonders erfüllend. Sie können die Vergangenheit für Ihre aktuellen Zwecke entweder nutzen oder ignorieren. Und Sie können die Gegenwart nicht nur genießen, sondern den bevorstehenden Momenten freudig entgegensehen, weil Sie davon ausgehen, dass Ihnen immer wieder neue Dinge und überraschende Ereignisse begegnen werden, die Ihnen zahlreiche Anregungen und Gelegenheiten bieten, ein wahrer Mensch zu sein.

Doch aus welcher Perspektive betrachten Sie die Zukunft? Sie können Ihre Gedanken über die Zukunft nutzen, um die Gegenwart zu bereichern, oder die Gegenwart nutzen, um sich auf die Zukunft vorzubereiten und sie zu planen. Vielleicht machen Sie sich keine Sorgen über die Zukunft, weil Sie tun, was Sie können und was nötig ist. Vielleicht haben Sie das Gefühl, dass sich in der Zukunft schon alles gut von alleine fügen wird. Oder Sie sind angesichts der *Kürze* der Zukunft besorgt. Vielleicht haben Sie eine Reihe von Erwartungen in Bezug darauf, wer Sie sein wollen und was Sie tun werden.

Unsere Erwartungen sind ein Weg, um die Zukunft vorherzusehen und daran teilzuhaben, sodass wir nicht vollkommen davon überrascht werden, sie in einem gewissen Maße kontrollieren und uns selbst versichern, dass wir in ihr leben werden. Unsere Erwartungen bieten darüber hinaus Leitlinien und Einflüsse, die unser Handeln mitentscheiden. Genauso wie wir häufig das tun und so sind, wie andere es von uns erwarten, entsprechen wir auch unseren eigenen Erwartungen, egal, ob sie klar erkennbar oder versteckt sind. Sie signalisieren uns, was wir tun und wie wir sein sollten sowie welche Ziele wir verfolgen sollten. Und somit haben sie einen Einfluss auf die Person, zu der wir uns entwickeln werden.

Da wir die Vergangenheit nicht verändern können und die Zukunft nicht vorhersehbar ist und weil wir in jedem beliebigen Moment nichts als die Gegenwart haben, ist es äußerst wichtig zu lernen, präsent zu sein. Das bedeutet, dass wir bewusst darauf achten, was wir tun und was im jeweiligen Moment mit uns geschieht, dass wir diese Dinge wahrnehmen, verarbeiten und darauf reagieren. Das heißt, wir sind aufmerksam und versuchen, Ablenkungen zu vermeiden, gedanklich nicht abwesend zu sein, anderen aufmerksam zuzuhören, um zu verstehen, was sie uns mitteilen möchten, sowie auf uns selbst zu hören und eine Situation in ihrer Gesamtheit zu erfassen. Wir bleiben wachsam und offen für die Nuancen und Feinheiten all dessen, was geschieht, und reagieren mit unserer verständnisvollen Präsenz darauf.

DINGE AUFGEBEN UND NEUES BEGINNEN

Wenn wir älter werden, verringert sich die Menge und Qualität unserer Energie. Folglich könnten wir die Wünsche und Bedürfnisse reduzieren, denen wir uns widmen. Oder wir erhöhen die Menge unserer Wünsche und Bedürfnisse, um die Einschränkungen und die Anfälligkeit auszugleichen, die mit dem Älterwerden einhergehen. Oder wir tun beides zu unterschiedlichen Zeiten. Welches dieser Muster entspricht Ihrem eigenen? Sind Sie sich im Klaren darüber, wie viel Sie aufgegeben oder verloren haben und womit Sie infolgedessen begonnen haben? Und haben Sie aufgrund dieses Klärungsprozesses festgelegt, wo

Ihre Grenzen sind – was und wie viel Sie nicht tun können sowie was und wie viel Sie durchaus tun können?

Wie gehen Sie mit den Dingen um, die verschwunden sind? (Vielleicht mussten Sie sich von einem Freund verabschieden, der verstorben ist, vom Tennisspielen, von einem ehrgeizigen Ziel, von häufiger sexueller Aktivität, der Zuneigung anderer.) Ersetzen Sie diese oder fangen Sie in der Folge neue Dinge an (treiben Sie zum Beispiel mehr Sport, denken Sie intensiver über Ihr Leben nach, integrieren Sie die Meditation in Ihr Leben). Stellen Sie fest, dass Sie mehr Interessen, Aktivitäten und Projekte aufgeben, als Sie gedacht hatten? Oder machen Sie im Gegenteil mehr, als Sie schaffen können? Vermissen Sie manche Aktivitäten und Menschen, und belastet Sie der Verlust? Löst das ein Gefühl der Unzulänglichkeit aus oder haben Sie deshalb ein geringeres Selbstwertgefühl? Oder bauen Aktivitäten aus der Vergangenheit Sie auf, schenken sie Ihnen neue Energie und stärken sie Ihr Gefühl der Selbstwirksamkeit, sodass sie in gewisser Weise und in gewissem Maß den Verlust ausgleichen?

DIE DAUER DER ZEIT

Die Zeit ist das Instrument, das es uns ermöglicht, unser Leben zu führen. In verschiedenen Lebensphasen und unter verschiedenen Umständen kann Zeit unterschiedliche Bedeutungen haben, sich unterschiedlich »anfühlen« sowie langsam oder schnell vergehen.

Es geht hier um Ihre Einstellung und Ihr Verhältnis zur Zeit; und darum, wie Sie aufgrund dieser Aspekte Ihre Zeit verbringen und managen.

Hier sind einige Aussagen, die Gefühle und Einstellungen hinsichtlich der Zeit im Alter widerspiegeln:

- Die Zeit läuft mir davon. Jeder Tag ist ein Teil des raschen Stroms der Zeit, die so schnell dahinfließt, dass ich kaum einen Tag vom anderen unterscheiden kann.

- Ich habe nicht genug Zeit, um all die Dinge zu tun, die ich tun möchte.

- Die Zeit ist kurz, und ich darf sie nicht vertrödeln oder eine Minute davon verschwenden.

- Die Zeit vergeht endlos langsam – so langsam, dass sie sich hinzieht wie ein zäher Brei.

- Jeder Tag ist wertvoll und sollte geschätzt werden.

- Die Zeit ist ein gefürchteter Feind, weil sie uns das Leben raubt und uns dem Ende näher bringt.

- Die Zeit ist eine Freundin, die unserem Leben Form gibt und uns Raum schenkt zu sein, wer wir sind, und zu tun, was wir tun müssen.

- Die Zeit ist so schnell vergangen. Ich kann kaum glauben, dass ich all die Jahre erlebt habe. Sie sind so schnell verflogen!

- Die Zeit verrinnt mir zwischen den Fingern. Ich muss lernen, sie besser zu kontrollieren.

- Ich habe zu viel Zeit und weiß nicht, was ich damit anfangen soll. Ich muss lernen, die Zeit »totzuschlagen«.

- Ich mache mir so viele Gedanken über die wenige Zeit, die mir noch bleibt, dass es mir schwerfällt, sie gut zu nutzen.

- Zeit ist ein wertvolles Gut, das mir nur begrenzt zur Verfügung steht.

Diese Aussagen spiegeln drei verschiedene Einstellungen bezüglich der Zeit wider. Erstens: Die Zeit ist kurz. Besonders die verbleibende Zeit ist begrenzt und so viel kürzer als die Zeit, die wir bereits gelebt haben. Zweitens: Die Zeit wird nüchtern betrachtet, ohne besondere Besorgnis, dass sie zu schnell oder zu langsam vergehen könnte. Und drittens: Die Zeit ist chronologisch gesehen kurz, aber in unserer Wahrnehmung und so, wie wir sie persönlich erleben, lang.

Wenn Sie das Gefühl haben, dass die Zeit kurz ist und angesichts all der Dinge, die Sie gerne tun möchten, zu schnell vergeht und möglichst gut ausgeschöpft werden sollte, können Sie sich genau ansehen, wie Sie Ihre Zeit verbringen. Überlegen Sie, wie Sie Ihre Zeit organisieren könnten, um sie bestmöglich zu nutzen, und treffen Sie dann ein paar Entscheidungen, wie Sie sie verbringen werden. Hier sind ein paar Vorschläge, wie Sie dabei vorgehen könnten:

Je nachdem, wie Ihre Werte, Bedürfnisse, Überzeugungen

und Verpflichtungen aussehen, sollten Sie überlegen, welche Dinge sich lohnen und welche nicht. Was möchten Sie wirklich tun und worauf können Sie verzichten, obwohl es Ihnen vielleicht Spaß macht?

Bei den Aktivitäten, die sich lohnen und die Sie ausgewählt haben, setzen Sie anschließend Prioritäten.

Sie entscheiden, wie Sie sich Ihre Zeit einteilen möchten; wie viel Zeit Sie einer bestimmten Aktivität widmen, bevor Sie zur nächsten übergehen. Entweder Sie erstellen dafür einen genauen Zeitplan oder Sie entwickeln eine Reihe genereller Richtlinien, die flexibel und variabel sind.

Da Sie das Gefühl haben, die Zeit sei sehr kurz, empfinden Sie vielleicht eine gewisse innere Anspannung und sind stets unter Zeitdruck. In diesem Fall sollten Sie darauf achten, nicht in hektische Betriebsamkeit zu verfallen und nicht chaotisch oder verwirrt zu handeln – oder, im anderen Extrem, nicht zu erstarren und wie gelähmt zu sein. Aber wenn Sie bewusst und organisiert mit der Zeit umgehen, kann Ihnen das helfen, ein gutes Gefühl angesichts der verstreichenden Zeit zu entwickeln, die Hektik zu verringern und die Art und Weise, wie Sie Ihre Zeit verbringen, zu genießen.

Wenn Zeit für Sie kein großes Thema ist und Sie sich keine Gedanken darüber machen, wie schnell sie vergeht oder wie kurz sie währt, können Sie Ihre Aufgaben entspannt, verschmitzt, spielerisch oder ernst angehen und Ihre Zeit mit genau dieser Haltung verbringen. Wofür Sie sich jeweils entscheiden, hängt von Ihrer Stimmung und von den Umständen ab sowie davon, was andere von Ihnen erwarten beziehungsweise welche Aufgaben Sie erledigen sollten.

Und wenn Sie schließlich die Ihnen zur Verfügung stehende Zeit als unendlich betrachten und jeder Tag wie eine Erneuerung dieser verfügbaren Zeit wirkt, dann könnten Sie sich Zeit dafür nehmen, die kleinen oder großen Dinge zu würdigen, die Ihnen begegnen. Sie können sich Zeit dafür nehmen, sich langsam und achtsam auf die Dinge zu konzentrieren, die Sie sehen, vor allem auf schöne Objekte oder auf etwas, das Sie besonders anspricht. Sie können die einzigartigen Merkmale eines Objekts erkennen und es intensiv betrachten. Sie können versuchen, die Distanz zwischen sich und dem Objekt zu überbrücken, sodass keine Trennung mehr besteht und es ein Teil von Ihnen wird. Und eine Weile lang können Sie die Kraft der Erfahrung auf sich wirken lassen. Oder Sie erleben die Gelassenheit und Entspannung, die etwa beim Hören von Vogelgezwitscher entstehen oder durch das Rauschen des Winds in den Bäumen oder angesichts der Stille in einer dunklen Nacht. Sie können auch die Wärme der Sonne auf Ihrer Haut spüren oder das Glück im Frühling, wenn die Bäume und Blumen förmlich explodieren. Wenn Sie lange genug zuhören, nehmen Sie vielleicht wahr, wie der Vogelgesang in Sie hineinströmt, sodass Sie mit dem Klang verschmelzen. Die verstreichende Zeit wird unwichtig. Sie scheint stehen zu bleiben und hält Sie im ewigen *Jetzt* fest.

Das Älterwerden bietet uns zudem große Möglichkeiten. Jetzt ist die Zeit, in der Sie versuchen können, verschiedene Phasen, Erlebnisse und Wege in Ihrem Leben – Ihre Ideen, Vorstellungen, Wünsche und Selbstwahrnehmungen – zu einem stimmigen Ganzen zusammenzuführen. Wenn Sie ein Bild Ihres gesamten Lebens entwickeln, das wichtige Ereignisse Ihrer Vergangenheit und der Gegenwart umfasst, kann das zu einem Gefühl der Zugehörigkeit, Sinnhaftigkeit und Stimmigkeit in Ihrem Leben führen.

Es ist wichtig, angesichts dieser Themen im Alter zu einigen befriedigenden Lösungen zu kommen. Wenn Sie sich ständig damit auseinandersetzen oder damit hadern, verunsichert sind oder zögern, wirken sie sich möglicherweise negativ auf Ihre Motivation oder die Mobilisierung Ihrer wertvollen Energie aus, um Ziele, die Sie sich gesetzt haben, engagiert und effektiv zu verfolgen.

Josh hat seine Einstellung zum Älterwerden so beschrieben: »Ich weiß nicht, was alt sein bedeutet. Ich sehe mich selbst als Josh, das Lieblingskind meiner Mutter. Ich bin mir meiner körperlichen Einschränkungen nicht bewusst und ich denke nicht über das Älterwerden nach. Ich sehe mich selbst immer noch als denselben Kerl, der ich immer war. Ich erachte mich nicht als alten Mann. Ich habe die gleiche Einstellung wie zu der Zeit, als ich jünger war. Körperlich mache ich die Zugeständnisse, die ich machen muss. Ich gehe nicht mehr zum Laufen und ich schwimme nicht mehr. Ich finde es schade, aber es belastet mich nicht. Ich sehe mich als die Person, die ich immer war: ziemlich glücklich, relativ intelligent, selbstwirksam, zielgerichtet – eine Person mit einem interessanten Werdegang und einem Leben voller Errungenschaften.«

7

MIT DINGEN ABSCHLIESSEN

Im Laufe unseres Lebens sammeln sich einige ungelöste Probleme sowie Dinge an, die wir nach wie vor bedauern. Je älter wir werden, desto mehr ungeklärte Probleme haben wir. Wie wir damit umgehen wollen – wenn überhaupt –, hängt davon ab, wie sehr sie uns belasten; welche emotionale Bedeutung sie nach wie vor für uns haben; ob wir den Wunsch, das Bedürfnis oder die Bereitschaft haben, uns damit zu beschäftigen; sowie von unseren Befürchtungen, wie unangenehm es werden könnte, wenn wir uns damit auseinandersetzen.

Ob wir auf eine gute Weise altern und uns zur besten Person entwickeln, die wir sein können, hängt von der Art unserer ungelösten Probleme ab und davon, wie wir sie bewältigen. Daher kann eine Diskussion darüber, auf welche Weise uns das gelingen könnte, uns helfen, mehr Energie darauf zu verwenden, unsere Ziele umzusetzen.

Ich werde den Begriff »Themen« für ungelöste Probleme verwenden sowie für ungeklärte Herausforderungen, Widersprüche und alles, was wir bedauern und was uns immer noch beschäftigt – all die Dinge, die geklärt werden sollten und mit denen wir unseren Frieden machen möchten.

Mit »unseren Frieden mit etwas machen« meine ich, dass wir uns sowohl mit alten als auch neuen Themen aussöhnen, die immer noch negativ aufgeladen sind und uns belasten. Wenn wir unseren Frieden damit machen, finden wir zudem einen akzeptablen Weg, um damit fertigzuwerden. Manchmal würden wir zum Beispiel gerne etwas mit einem anderen Menschen klären oder eine Beziehung kitten, die in die Brüche gegangen ist. Außerdem geht es darum, problematische Situationen innerlich abzuschließen, die uns viele Sorgen bereiten.

Und schließlich bedeutet es, auf eine positive Weise mit einem schwierigen Thema umzugehen, das heißt mit dem Gefühl, dass es uns gelingen wird, es auf eine harmonische Weise zu klären. Wenn wir unseren Frieden mit ungeklärten Dingen machen möchten, ist es wichtig zu erkennen, welche Themen immer noch relevant und emotional aufgeladen sind – Probleme, die von außen auf uns zugekommen sind oder die wir selbst verursacht haben. Wir sollten sie so weit für uns klären, dass sie uns nicht mehr aufregen oder beunruhigen und unser restliches Leben nicht mehr beeinträchtigen.

Die hier vorgestellten Mittel und Wege, um innerlich mit etwas abzuschließen, ergänzen einander und sollten über einen längeren Zeitraum angewendet werden. Es ist sicherlich nicht einfach, manche Themen zu bewältigen. Und falls es Ihnen nicht gleich gelingt, sollten Sie es erneut versuchen. Wenn Sie vieles ausprobieren, finden Sie wahrscheinlich einige Wege, die für Sie funktionieren, auch wenn andere nicht zum Ziel führen.

VERLUSTE BETRAUERN

• • • • •

Das Thema: Der Tod eines Elternteils.

Ich schildere im Folgenden etwas aus meinem eigenen Leben: meine Trauer um meine Mutter. Es ist eine kurze Beschreibung eines langen Prozesses.

Als ich acht Jahre alt war, verstarb meine Mutter. Zu der Zeit war ich verstört, verwirrt und von Trauer überwältigt. Sechsundsechzig Jahre später erinnere ich mich noch genau an die immer wiederkehrende Tränenflut, die am Sarg meiner Mutter aus mir herausbrach, bevor die Bestattung begann. Ich stand auf der Straße, benommen und wie erstarrt. Jedes Mal, wenn Klassenkameraden oder Bekannte an mir vorbeigingen, flossen erneut die Tränen. Ich konnte nicht ganz begreifen oder einordnen, was geschah. Ich wusste lediglich, dass ich mich furchtbar elend und aufgewühlt fühlte und mich schämte. Später wurde mir bewusst, dass ein Teil meiner Scham damit zu tun hatte, dass meine Klassenkameraden mich in diesem ausgelieferten Zustand sahen, in dem ich irgendwie »weniger« war als sie.

In derselben Situation erinnere ich mich an eine hysterische Tante, die jammernd zu mir sagte: »Was wirst du nur ohne eine Mutter tun, du armer Junge?« Das rief weitere bittere Tränen hervor, die sich abermals in einem Schwall ergossen, bis die Flut abebbte und ich vor lauter Erschöpfung aufhörte zu weinen.

Viel später im Leben wurde mir bewusst, dass diese Tränen aufgrund einer Mischung aus Fassungslosigkeit, Angst, großer Trauer und Scham sowie aus dem Gefühl der Verlassenheit, aus Unsicherheit, Einsamkeit und Selbstmitleid flossen. Es stimmte, was sollte ich nur – was *konnte* ich nur – ohne eine Mutter tun?

In den nächsten Jahren ging ich am Todestag meiner Mutter in die Synagoge, um das Kaddisch zu sprechen (das jüdische Gebet für die Toten). Auch hier riefen das Mitleid und die Anteilnahme der Gemeinde Tränen bei mir hervor. Doch als ich älter wurde, hielt ich viele Tränen zurück. Wobei immer noch genug von ihnen vorhanden waren, die mich meine Traurigkeit akut spüren ließen.

Es gab eine lange Phase während meiner Jugend und im frühen Erwachsenenalter, in der ich nicht viel weinte. Ich nehme an, dass ich unbewusst den Leitsatz »Männer weinen nicht« verinnerlichte. Erst viele Jahre später beschloss ich, dass Männer weinen *sollten*. Es tut ihnen zweifellos gut.

Meine nächste lebhafte Erinnerung ist, dass ich einige Male bei meinen psychoanalytischen Sitzungen geweint habe. Ich begann mit der Psychoanalyse, als ich dreißig war, und wenn ich über den Tod meiner Mutter sprach, kamen mir ein paar Tränen (jeweils nicht viele in einer Sitzung und es hielt nicht sehr lange an).

Mit Anfang vierzig waren verschiedene Formen der Meditation bekannt geworden. Es war eine Praxis, die das innere Selbst beruhigen und die Übenden in die Lage versetzen sollte, eine gewisse Spiritualität zu erleben. Ich erlernte die Praxis ein bis zwei Jahre lang, und im zweiten Jahr meiner Meditationspraxis wollte ich eines Morgens nach dem Aufwachen meditieren. Doch stattdessen begann ich zu weinen. Zunächst kämpfte ich gegen die Tränen an und versuchte weiter zu meditieren, aber schnell war klar, dass die Tränen die Oberhand gewannen. Sie bestanden darauf, dass ich sie rausließ. Als ich mich dem Weinen hingab, flossen die Tränen eine ganze Weile lang heftig. Dann gab es eine Pause, bevor ich erneut in einer Flut von Tränen aufgelöst war. Das ging über eine halbe Stunde lang so. Dabei setzte ich viele, viele Tränen frei, unterbrach das Weinen, bis das Reservoir wieder aufgefüllt war, um die Tränen dann ein weiteres Mal herausströmen zu lassen. Das setzte sich ein paar Wochen lang so fort, an drei oder vier Morgen pro Woche. Nach jedem Tränenausbruch fühlte ich mich gereinigt, erleichtert, geläutert. Ich sah dem neuen Tag mit einer Leichtigkeit und Entspannung entgegen, die sich tief in meinem Körper verankerten. Allmählich lernte ich diese Tränen und ihre Wirkung als etwas Positives zu schätzen. Als ich zu einem späteren Zeitpunkt darüber nachdachte, wurde mir klar, dass ich über den Verlust meiner Mutter weinte, deren Tod ich nie ganz verarbeitet hatte.

Etwas später nahm ich an einem Workshop teil, in dem ich mich freiwillig dafür meldete, in einem Psychodrama eine wichtige Szene rund um den Tod meiner Mutter nachzustellen. Die Leiter des Workshops inszenierten die Bestattungsszene auf eine intensive, realistische Weise und baten andere Teilnehmer, meine Familienangehörigen zu spielen, wobei eine Teilnehmerin meine Mutter in ihrem Sarg darstellte. Als alles für die Szene bereit war und ich gerade mal ein paar Worte über meine Reaktion darauf gesagt hatte, brach unmittelbar ein jammerndes »Warum hast du mich verlassen?« aus mir heraus, das von unkontrollierbaren Tränen begleitet wurde. Ich brach schluchzend, jammernd und klagend, vollkommen überwältigt von meinen Gefühlen zusammen. Ich konnte die Szene nicht weiterspielen.

Durch diese Episoden des Weinens wurde mir überaus klar, dass Tränen einen wichtigen Beitrag bei der Bewältigung eines großen Verlusts leisten können, wenn sie offen zugelassen und angenommen werden. Außerdem lernte ich, dass das Weinen mit Unterbrechungen manchmal über einen langen Zeitraum gehen muss, bevor wir bestimmte Verluste ausreichend verarbeiten können. Es kann sein, dass wir einen großen Verlust nie ganz bewältigen, uns nie vollkommen damit aussöhnen können. Das Leid angesichts des Verlusts mag in seiner Intensität nachlassen und der Verlust mag nicht mehr so zentral im Fokus sein, aber der Schmerz wird möglicherweise nie vollkommen verschwinden. Es kann außerdem sein, dass der Verlust von Zeit zu Zeit Tränen in unserem Leben hervorruft. Und schließlich erkannte ich, dass ich bei meiner Trauer um meine verstorbene Mutter auch um mich selbst trauerte und um die Zeit, in der ich in der Lage sein würde, endlich mit dem Weinen aufzuhören.

Falls eines Ihrer Themen damit zu tun hat, mit dem Verlust eines geliebten Menschen fertigzuwerden, empfehle ich Ihnen, zu weinen und zu trauern – wann und auf welche Weise auch immer Sie das Bedürfnis danach haben. Geben Sie sich der Trauer teilweise, vollkommen oder mit Unterbrechungen hin, in welcher Weise auch immer es Ihnen richtig erscheint.

Hier sind ein paar weitere Vorschläge, wie Sie angesichts eines Verlusts trauern können:

Erinnern Sie sich an gemeinsame Zeiten mit dem Verstorbenen und denken Sie darüber nach. Überlegen Sie, was Ihnen fehlt, weil er nicht mehr da ist, und erlauben Sie sich, die ganze Wucht Ihres Schmerzes zu spüren. Verbringen Sie Zeit am Grab und lassen Sie sich, während Sie dort sind, von Ihren Gedanken und Gefühlen mitnehmen, wohin auch immer diese Sie führen mögen. Sprechen Sie ein Gebet für den Toten, in einer Weise, die Ihnen stimmig erscheint, und tragen Sie Zeichen der Trauer wie zum Beispiel Schwarz, wenn Ihnen das hilft. Vielleicht möchten Sie regelmäßig des Verstorbenen gedenken. Nehmen Sie während Ihrer Trauer jegliche emotionale Unterstützung von liebevollen Freunden und der Familie an. Mit Freunden über Ihre Traurigkeit zu sprechen, kann die Belastung etwas verringern. Und Rituale durchzuführen, die eine Bedeutung für Sie haben, ist ein bewährter Weg, um Ihrer Traurigkeit angesichts der Abwesenheit des anderen angemessen Raum zu geben. Vielleicht haben Sie das Bedürfnis, Gedichte über Themen wie Verlust, Tod und das Ende von Dingen aufzusagen oder traurige Lieder zu singen, mit denen Sie in einer Trauerstimmung bleiben, zumindest für eine Weile. Über den Tod und das Sterben zu lesen, kann Ihr Bewusstsein vertiefen. Das gilt auch, wenn Sie sich mit anderen treffen, die ebenfalls einen Verlust erlitten haben, und sich mit ihnen darüber austauschen. Bringen Sie Ihre Gefühle schriftlich zum Ausdruck – vor allem Ihre Traurigkeit. Versuchen Sie, genau zu beschreiben, was Sie empfinden. Erleben Sie Ihre Emotionen so tief wie möglich. Erinnern Sie sich an gemeinsame Gespräche, Erfahrungen und Ereignisse und an die jeweiligen vorherrschenden Gefühle.

ANNEHMEN, WAS WAR UND WAS IST

• • • • •

Das Thema: Eine chronische Krankheit oder eine Verschlechterung Ihrer körperlichen Fähigkeiten.

Was bedeutet es, Ihren körperlichen Abbau oder Ihre chronische Krankheit vollkommen zu akzeptieren? Es bedeutet, zur Kenntnis zu nehmen, wie die Situation ist – Ihren Zustand nicht zu leugnen, abzulehnen oder sich dagegen zu wehren. Wenn Sie eine chronische Krankheit haben, bedeutet es, sich selbst und anderen gegenüber sowohl auf der kognitiven als auch auf der emotionalen Ebene einzugestehen, dass dies der Fall ist. Nachdem Sie es zur Kenntnis genommen haben, lassen

Sie die Erkenntnis innerlich sacken, und von nun an gehört das zu Ihnen. Wenn Sie Ihre Krankheit vollkommen akzeptieren, sind Sie und die Erkrankung nicht länger voneinander getrennt, sondern Sie gehören zusammen. Wenn Sie das akzeptieren, nehmen Sie die Unvermeidlichkeit dessen hin, *was ist*.

Dafür können mehrere Schritte erforderlich sein. Zunächst erdulden Sie die Krankheit. Sie ertragen Sie ungeduldig oder widerwillig, genervt und mit dem dringenden Bedürfnis, dagegen anzukämpfen. Dann beginnen Sie, sich damit zu arrangieren, was Sie als unausweichliche Heimsuchung und »äußeres Übel« betrachten, das Ihnen widerfahren ist. Sie akzeptieren es zum Teil. Später sagen Sie sich, dass dies Ihre Realität ist, und finden sich mit der Existenz der Krankheit ab, weil Sie wissen, dass Sie es nicht ändern können. Zögernd nehmen Sie das »Dasein« der Krankheit an. Und schließlich verinnerlichen Sie Ihre Erkenntnis und versuchen nicht länger, gegen die Krankheit anzukämpfen und sie zu negieren. Wenn Sie sich nicht länger über die Krankheit aufregen und sich damit abfinden, wird sie zu einem gewohnten täglichen Begleiter. Sie passen sich automatisch daran an, beziehen sie bei allem mit ein und finden Wege, damit zurechtzukommen. Sobald Sie Ihre chronische Krankheit sein lassen, setzt sie Ihnen nicht mehr so zu. Sie ärgern sich nicht mehr darüber und akzeptieren, dass die Dinge so sind, wie sie sind. Und daraufhin können Sie wieder zufriedener mit sich werden.

Etwas zu akzeptieren heißt nicht, es widerwillig zu dulden, sich voller Ablehnung zu fügen und widerstrebend klein beizugeben. Wenn Sie etwas ehrlich annehmen, akzeptieren Sie es ohne Widerwillen, Wut, Verzweiflung oder Gleichgültigkeit. Das heißt nicht, dass Sie die Situation als erstrebens- oder wünschenswert empfinden. Aber sobald sie aufgetreten ist, betrachten Sie diese als etwas, das Ihnen passiert ist und nun zu Ihnen gehört. Grundsätzlich bedeutet Akzeptanz, all ihre Aspekte zuzulassen, selbst diejenigen, die Ihnen nicht gefallen oder mit denen Sie nicht einverstanden sind – und sie als Teil Ihrer selbst anzunehmen und zu versuchen, einen Platz für sie zu finden. Die Akzeptanz umfasst Einstellungen und Meinungen wie etwa: »Was immer Sie auch besitzen, es ist genug«, »Wo immer Sie auch sein mögen, es ist der richtige Ort«, »Was immer Sie auch tun, genau das sollten Sie tun«, »Wer auch immer Sie sind, Sie sollten genau diese Person sein«, »Was immer Sie auch denken und empfinden mögen, es ist richtig, so zu denken und zu empfinden«, »Was auch immer Ihnen widerfahren sein mag, es sollte verarbeitet und angenommen werden«.

VERGEBUNG: DAS GROSSE JA

• • • • •

Die Themen: Zurückweisungen anderer, unter denen Sie gelitten haben, und Verletzungen, die Sie anderen zugefügt haben.

Es mag nicht leicht sein, anderen zu verzeihen, die Sie abgelehnt oder gekränkt und Ihnen viel emotionales Leid zugefügt haben. Und wenn Sie andere verletzt haben, ist es ebenfalls nicht leicht, sich selbst zu verzeihen oder die betroffenen Menschen um Verzeihung zu bitten. Doch es lohnt sich, es zu versuchen. Bemühen Sie sich darum, empathischer und mitfühlender gegenüber denjenigen zu sein, die Sie zurückgewiesen haben, und deren Beweggründe besser zu verstehen. Sie könnten sich fragen, ob Sie die Gründe für die Ablehnung anderer Ihnen gegenüber missverstanden haben. Sie könnten zumindest darüber nachdenken, ob sie nichts dafürkonnten, es nicht so gemeint haben oder sich einfach nicht anders zu helfen wussten. Oder Sie finden andere Gründe, die Ihnen helfen, die anderen zu entschuldigen oder zu entlasten, und sind so in der Lage, Ihre Wut zu mindern. Vielleicht stellen Sie fest, dass sich Ihre Verbitterung sowie Ihr Wunsch nach Rache im Laufe der Zeit auflösen oder abnehmen. Oder Sie beschließen, dass Sie keine Gründe, Entschuldigungen oder Erklärungen benötigen, um anderen zu verzeihen. Sie haben das Gefühl, dass Sie das nach so langer Zeit wirklich tun möchten und für sich selbst tun können – aufgrund Ihres eigenen Bedürfnisses, damit abzuschließen. Wenn die Zeit die schmerzliche Zurückweisung oder Verletzung abgeschwächt hat, können Sie nun vielleicht die positiven Seiten der anderen Person erkennen und sind daher bereit, ihr zu verzeihen. Oder Sie haben einfach das Gefühl, dass Sie sich mit der Wut zu sehr belasten, und sind bereit, sie loszulassen.

In ähnlicher Weise könnten Sie bereit sein, sich selbst zu verzeihen, dass Sie andere verletzt haben. Vielleicht gibt es viele Gründe, Argumente und Rechtfertigungen dafür. Oder Sie sind einfach ohne besonderen Grund bereit, sich zu verzeihen. Vielleicht haben Sie mittlerweile das Gefühl, dass es nicht Ihre Schuld war oder Sie nicht beabsichtigt haben, jemanden zu verletzen, oder dass Sie angesichts der Umstände so gut wie möglich reagiert haben. Vielleicht bereuen Sie Ihr »schlechtes« Verhalten zutiefst, schämen sich dafür und geloben, sich nie wieder so zu verhalten. Sie könnten sich selbst mitfühlend begegnen und aufhören, sich dafür zu bestrafen, was Sie getan haben, indem Sie sich sagen: »Mir war nicht bewusst, was ich getan habe«, »Ich wusste es zu der Zeit nicht besser«, »Ich hatte keine Kontrolle darüber«, »Ich war damals sehr unreif«, »Ich würde es heute nicht mehr so machen wie damals, weil ich mittlerweile ein anderer Mensch bin« oder »Ich habe dieses Verhalten überwunden«. Vielleicht empfinden Sie Schuld und Scham angesichts Ihres verletzenden Verhaltens und versprechen sich selbst, dass Sie es in irgendeiner Weise wiedergutmachen werden, vielleicht indem Sie ein paar »gute Taten« vollbringen.

Wenn Sie sich selbst und anderen verzeihen und um Verzeihung bitten, erkennen Sie vielleicht, dass wir alle Fehler machen und nicht perfekt sind, dass wir alle eine menschliche, dunkle Seite haben und dass uns allen (mit sehr wenigen Ausnahmen) unsere Schwächen und Fehler verziehen werden sollten.

DINGE VERGESSEN

• • • • •

Die Themen: Kränkungen, Verletzungen, Demütigungen, Zurechtweisungen, Beleidigungen, denen Sie ausgesetzt waren.

Manchmal sind Sie angesichts von Kränkungen durch andere sowie aufgrund von Angriffen auf Ihr Selbstwertgefühl schnell aufgebracht. Manchmal ist es möglich, solche absichtlichen oder unabsichtlichen emotionalen Verletzungen zu vergessen, um das eigene Leid zu mindern.

**Vielleicht gelingt es Ihnen,
so etwas zu vergessen, wenn Sie …**

… bereit sind, es zu vergessen, es abblocken oder die Vergangenheit einfach ruhen lassen.

… sich bewusst machen, dass die negativen Gefühle, die in der Vergangenheit Leid und Schmerz bei Ihnen hervorgerufen haben, verblasst sind und nicht mehr dieselbe Bedeutung oder Intensität haben.

… schmerzliche Ereignisse oder Themen, die Ihnen in den Sinn kommen, aus Ihren Gedanken verbannen und sich stattdessen auf angenehme Erinnerungen und Vorstellungen konzentrieren.

… die Erinnerungen an solche Ereignisse verblassen lassen. Vermeiden Sie es, sie immer wieder durchzuspielen und sich daran zu erinnern, sodass das scharfe Bild beginnt, sich an den Rändern aufzulösen und zu einer undeutlichen Vorstellung wird.

… »keine schlafenden Hunde wecken«. Versuchen Sie, Provokationen zu vermeiden, die Sie an belastende Ereignisse und ein geringes Selbstwertgefühl erinnern. Beenden Sie das Kopfkino, indem Sie sich ablenken, sobald sie sich an solche Dinge entsinnen und sich darüber ärgern. Widmen Sie sich intensiv einer Aufgabe, die Ihre gesamte Aufmerksamkeit, Ihr ganzes Interesse und Ihre volle Energie erfordert.

… tief sitzende Kränkungen vergessen. Das kann eine schwierige und verzwickte Übung sein. Die Erinnerung hat ein gewisses Eigenleben, und wenn wir gezielt versuchen, etwas zu vergessen, kann es das Thema stärker ins Bewusstsein bringen. Aber vielleicht finden Sie einen Weg, um das Vergessen zu fördern oder ein Thema zu ignorieren. Und es lohnt sich, wenn Sie sich bewusst machen, dass die Zeit an sich ein wirksamer Mechanismus ist, um Dinge zu vergessen.

EINFACH LOSLASSEN

• • • • •

Das Thema: Altersdiskriminierung - von einer Arbeit oder Organisation aufgrund Ihres fortgeschrittenen Alters ausgeschlossen werden. Sowie die Verbitterung, Wut und Demütigung, die mit einer solchen Ausgrenzung einhergehen.

Abgesehen vom Vergessen, wie lösen Sie sich von einer Verletzung, die Sie nach wie vor belastet? Wie können Sie das Thema abschließen und sich mit Ihrem »Selbst« davon distanzieren, sodass es nicht länger ein Teil Ihres emotionalen Raums ist?

Natürlich wird es einige Dinge geben, die Sie nicht loslassen können, während es Ihnen bei anderen leichter fällt. Es ist eine intuitive Fähigkeit, in der Lage zu sein, das eine vom anderen zu unterscheiden.

Es gibt viele Möglichkeiten »loszulassen«. Sie können versuchen, die Bedeutung eines Themas abzuschwächen, indem Sie es als unwesentliches Ereignis in Ihrem Leben betrachten. So können Sie es abschütteln und es als etwas einordnen, das nur geringe Konsequenzen hat. Oder Sie verändern es, indem Sie sich auf Dinge konzentrieren, die eine größere Relevanz haben als solche banalen Angelegenheiten. Relativieren Sie die Situation, indem Sie sie objektiv betrachten. Sagen Sie sich, dass der Posten es nicht wert ist, wenn man Sie so behandelt, und die

Sache Ihnen daher nicht mehr wichtig ist. Und dass es aus diesem Grund ohnehin nicht so schlimm ist, davon ausgeschlossen zu sein. Oder Sie erkennen, wie sehr Sie diejenigen beneiden, die bereits zu der Organisation gehören, und überzeugen sich davon, dass diese Gefühle Ihnen eigentlich nicht entsprechen. Oder Sie setzen darauf, dass der Neid allmählich schwächer wird und verschwindet.

Anstatt Ihre Wut hinunterzuschlucken, können Sie diese vielleicht loswerden, indem Sie das Gefühl zunächst zulassen und es tief und intensiv spüren. Das kann zu einer Katharsis führen, die zur Folge hat, dass dieses Gefühl »durch Sie hindurchgeht« und aus Ihnen hinausströmt. Auf diese Weise reinigen Sie sich selbst von der Wut.

Sie könnten indirekt in der Lage sein, das Thema zu klären, indem Sie Akzeptanz und Unterstützung von einer anderen Gruppe oder einzelnen Personen erfahren und ein Gefühl der Zugehörigkeit empfinden. Oder Sie betrachten Ihren Versuch, den Posten zu bekommen, als etwas, das Sie eigentlich gar nicht wollten. Nun haben Sie die Chance, sich »etwas anderes« zu suchen. Außerdem können Sie dankbar dafür sein, dass Sie ausgeschlossen wurden, weil Sie so die Gelegenheit hatten, etwas über sich selbst zu lernen.

Wenn Sie sich selbstbewusst und entschlossen darum bemühen, die Verletzung von sich zu weisen, sie abzuschütteln oder ganz loszuwerden, leugnen Sie ihre Existenz nicht, aber Sie entfernen sie vom Zentrum Ihres Denkens und Ihrer Gefühle. Es bedeutet nicht, sie gezielt zu ignorieren oder aus einer Abwehrhaltung heraus abzustreiten. Stattdessen ist Ihnen bewusst, dass das Thema existiert, aber Sie lassen sich davon nicht vereinnahmen oder daran hindern, beruflich weiterzukommen.

SELBSTGESPRÄCHE FÜHREN (ES IST WIRKLICH IN ORDNUNG)

• • • • •

Das Thema: Eine zerbrochene oder schwierige Beziehung.

Es ist möglich, ein Gespräch mit sich selbst zu führen und dabei eine andere Perspektive auf eine zerbrochene oder konfliktreiche Beziehung zu erlangen. Erinnern Sie sich an die Ereignisse, die zum Ende der Beziehung geführt haben. Sie können die Momente erneut durchleben, indem Sie diese in Gedanken durchspielen – die Ereignisse, Ihre Gefühle angesichts bestimmter Situationen, was Sie gesagt und getan haben, was die andere Person gesagt und getan hat, wie und in welcher Weise Sie emotional involviert waren, was Ihre Emotionen mit Ihrer Vergangenheit zu tun haben könnten, inwiefern Ihr Verhalten sich wiederholt oder bestimmten Mustern entsprochen hat und inwiefern es hilfreich sein könnte, ähnliche Erfahrungen aus der Vergangenheit zu analysieren. Anschließend können Sie versuchen zu visualisieren, welchen Verlauf Sie sich für die Situation gewünscht hätten und auf welche Weise Sie diese jetzt gerne klären würden. Durch den Dialog mit sich selbst können Sie neu interpretieren, was geschehen ist, und es aus einer anderen Perspektive betrachten. Sie können sich ansehen, wie Sie sich zu der Zeit gefühlt haben und wie viel Verantwortung Sie für das Zerbrechen der Beziehung übernehmen sollten. Das kann in der Folge zu einer Veränderung Ihrer Gefühlslage führen, zu dem Entschluss, dass Sie versuchen werden, die Beziehung zu kitten, oder dazu, dass Sie sich innerlich mit der Situation abfinden.

Wenn Sie sich in den anderen hineinversetzen und die Situation aus seiner Warte betrachten, können Sie eher ein tieferes

Verständnis entwickeln und sich stärker vom Gefühl der Verletztheit lösen. Vielleicht können Sie die Situation aus der Perspektive des anderen sehen und verstehen und dadurch Ihre eigenen negativen Emotionen im Zusammenhang mit dem Thema abschwächen. Das Ganze aus der Perspektive des anderen zu betrachten, kann bei Ihnen zu einer erheblichen Veränderung führen.

Wenn Sie über den Verlauf einer Beziehung nachdenken, die in die Brüche gegangen ist, können Sie Ihren Fokus von Ihren verletzten Gefühlen verlagern und sich stattdessen fragen, was Sie über sich, über andere und über Ihre Beziehungen gelernt haben. Wenn Sie solche Erkenntnisse aus der Situation gewinnen, betrachten Sie diese vielleicht positiver und finden sich leichter damit ab.

MIT JEMAND ANDEREM SPRECHEN

• • • • •

Die Themen: Dumme Fehler, die Sie gemacht haben, und der Vertrauensbruch eines Freundes.

Mit einem verständnisvollen Menschen zu sprechen, der bereit ist, empathisch und unvoreingenommen zuzuhören, kann ein Weg für Sie sein, um innerlich mit Ihren Fehlern abzuschließen. Darüber hinaus kann es Ihnen helfen, den Vertrauensbruch eines anderen zu überwinden.

Sie können Ihrem Gesprächspartner anvertrauen, wie sehr Sie Ihre dummen Fehler bereuen und wie schrecklich Sie sich deshalb fühlen. Sie können darüber jammern, wie sehr Sie manches bereuen, und zum Ausdruck bringen, wie sehr Sie wegen Ihres Verhaltens gelitten haben. Durch dieses Geständnis werden Sie vielleicht so weit von Ihrem inneren Leid befreit, dass Sie das Thema abschließen können.

Sie können gegenüber Ihrem Gesprächspartner auch äußern, wie verbittert Sie sind und welche Wut Sie auf die Person haben, die Sie hintergangen hat. Wichtig ist hierbei, Ihre Emotionen auf eine für Sie möglichst stimmige Weise zum Ausdruck zu bringen, um Ihre tiefen negativen Gefühle freizusetzen. Wenn es dazu kommt, können Sie mit der Enttäuschung und den starken Gefühlen, die diese in Ihnen hervorruft, innerlich eher abschließen.

DURCHHALTEN UND DRANBLEIBEN

Das Thema: Ein schwieriges Enkelkind, das renitent und abweisend ist.

Am besten kommen Sie möglicherweise mit einem widerwilligen Enkel klar, wenn Sie ausdauernd sind, durchhalten und das Kind nicht aufgeben.

Lassen Sie sich von der Situation nicht entmutigen. Sie könnten Ihrem Enkel zeigen, wie sehr Sie sich stets für ihn interessieren, und ihm auf unaufdringliche Weise Ihre Hilfe anbieten. Ihre Ausdauer und Ihr Engagement in der Beziehung führen allmählich vielleicht zu einem Umschwung. Im Moment können Sie eventuell lediglich deutlich machen, dass Sie die abweisende Haltung nicht erwidern und auf unbefristete Zeit für den Enkel da sein werden.

GRUPPENPROZESS

• • • • •

Das Thema: Der Verlust eines nahestehenden Menschen.

Vielleicht gibt es in Ihrer Nähe eine Selbsthilfegruppe für Menschen, die Verwandte oder enge Freunde verloren haben. Eine solche Gruppe kann Ihnen helfen, mit Ihrem Verlust fertigzuwerden. Die gemeinsamen Ansichten und das geteilte Leid, die zum Ausdruck gebrachten Emotionen, der Austausch von Erfahrungen und Problemen, die Gedanken einzelner Gruppenmitglieder und die Unterstützung der gesamten Gruppe – all das kann manches klären, was nicht möglich war, als Sie versucht haben, alleine mit dem Thema fertigzuwerden.

ERINNERUNGEN WACH WERDEN LASSEN

• • • • •

Das Thema: Eine Situation oder ein Ereignis veranlasst Sie dazu, über Ihr Leben nachzudenken.

Wenn Sie Ihre persönliche Geschichte Revue passieren lassen, bietet Ihnen das eine breit gefächerte Möglichkeit, sich an Ereignisse, Situationen und Menschen zu erinnern. In Gedanken können Sie zum Beispiel die Vitalität und Energie vergangener Zeiten wiederaufleben und real werden lassen. Sie können sogar das Leid der Vergangenheit verändern, indem Sie es rückwirkend positiver darstellen und Ihr Leben als akzeptabler, attraktiver und freudvoller wahrnehmen. Sie können mit Ihren Erinnerungen frei assoziieren und Ihre Fantasie nutzen, um darüber zu spekulieren, was hätte sein können. Darüber hinaus können Sie die Beschönigungen und Veränderungen genießen, die Sie sich nun ausdenken. Sie können versuchen, etwas Kreatives mit Ihren Erinnerungen anzufangen, indem Sie diese zum Beispiel in einem Gedicht, einer Geschichte oder einem anderen einzigartigen Werk darstellen. Sie können Ihre Erinnerungen im Rückblick nutzen, um einige Lehren daraus zu ziehen. Begeben Sie sich auf die Spuren Ihrer Gedanken, Taten und Gefühle sowie der Pfade, die Sie im Leben eingeschlagen haben, um dort anzukommen, wo Sie jetzt sind. Nutzen Sie Ihre Erinnerungen, um sie mit aktuellen Erfahrungen zu vergleichen und sich von diesen zu distanzieren, damit Sie sie objektiver betrachten können. Sie können sich Ihre Erinnerungen zudem bewusst machen, um Ihre Geschichte Ihren Enkeln zu erzählen, die sich vielleicht sehr darüber freuen, etwas über Ihre Vergangenheit zu erfahren.

Erinnern Sie sich an die erfreulichen, schönen Dinge, die in Ihrem Leben passiert sind, sowie an Zeiten, Orte und Menschen, mit denen Sie viel Spaß hatten. Machen Sie sich bewusst, dass dies Ihre Erfahrung war und sie nun zu Ihnen gehört.

RÜCKSCHAU AUF DAS LEBEN

Wenn wir unsere Erinnerungen weiterführen, können wir unsere Perspektive erweitern und unser gesamtes Leben betrachten, es so akzeptieren, wie es war und ist, und so versuchen, seinen Sinn und seine Stimmigkeit zu erkennen. Und wer weiß? Vielleicht gelangen wir zu einem besseren Verständnis, wer wir sind und was wir durchlebt haben. Es ist ein Versuch, die Themen und Probleme zu ermitteln, die nach wie vor ungeklärt sind und die wir gerne abschließen möchten. Außerdem können wir auf diese Weise unsere erworbene Weisheit erkennen und nutzen, ebenso wie unsere Menschlichkeit und die Spiritualität, zu der wir eine Verbindung aufgebaut haben, um die Qualität unseres eigenen Lebens sowie des Lebens anderer zu verbessern. Mit all diesen Instrumenten sind wir in der Lage, das Gefühl eines ganzheitlichen Daseins zu entwickeln und zu würdigen, welch einzigartige Wesen wir sind. Aufgrund der Erkenntnisse, die wir durch den Rückblick auf unser Leben erhalten, können wir einen gewissen inneren Frieden finden und unsere Themen ad acta legen.

Die geringste Wahrscheinlichkeit, um mit etwas abzuschließen, besteht, wenn wir es leugnen, verdrängen und so tun, als wäre es nicht passiert. Oder wenn wir keine Verantwortung für unser Verhalten übernehmen, sondern stattdessen jemand anderem die Schuld geben. Wir können sogar abstreiten, dass eine Situation uns emotional getroffen hat, obwohl es in Wirklichkeit der Fall war. Selbst wenn solche Mechanismen uns bisher eine gewisse Erleichterung gebracht haben, kann ein Thema später, wenn wir nicht mehr damit rechnen, wieder auftauchen und uns verfolgen.

Wenn einige Ihrer Themen so hartnäckig und tief in Ihnen verwurzelt sind, dass keines der oben beschriebenen Mittel bei Ihnen funktioniert, haben Sie eine Wahl: Sie können erstens, so gut es geht, mit unverarbeiteten oder ungeklärten Dingen leben. Sie suchen sich zweitens gezielt Hilfe bei Therapeuten, die zur Verfügung stehen, um uns mit ihrer Form von Therapie zu unterstützen. Oder Sie versuchen drittens, Ihre eigenen Wege zu finden, um schwierige Themen zu klären.

Nun, da ich erläutert habe, wie wichtig es ist, mit den eigenen Themen abzuschließen, mache ich noch folgende Einschränkung: Wenn das eine oder andere Ihrer Themen noch nicht vollends geklärt ist, finden Sie es vielleicht nützlich, es so stehen zu lassen. Falls Sie etwa mit dem Tod eines Freundes noch nicht ganz klarkommen, kann dies eine schmerzliche Erinnerung an die Zerbrechlichkeit des Lebens sein sowie daran, wie wichtig es ist, es jetzt voll auszuschöpfen.

Die Art und Weise, wie Sie mit Ihren Themen umgehen, wirkt sich darauf aus, wer Sie sind und wie Sie leben. Das kann einen Einfluss darauf haben, wie gut Sie altern. Wie gut Sie leben und wie gut Sie älter werden, hängt jeweils davon ab, was für ein Mensch Sie sind. Wenn Sie daher Ihren Frieden mit Ihren wichtigen Themen machen und den besten Weg entdecken, um im späteren Leben zu altern, kann das dazu beitragen, dass Sie die bestmögliche Person werden.

8
GUT ALTERN

In diesem Buch geht es zwar insgesamt um das Thema gut altern, aber in diesem Kapitel fokussieren wir uns konkret darauf, wie sich Lebensqualität und Wohlbefinden im höheren Alter fördern lassen. Wenn Sie bis hierher gelesen haben, wissen Sie, dass es sich beim Älterwerden nicht um ein Problem handelt, das wir lösen müssen, sondern um einen Lebensabschnitt, den wir gut gestalten sollten. Um uns zu entfalten, müssen wir stets in der Lage sein, uns zu verändern, und das bis auf unbestimmte Zeit in der Zukunft. Manche von uns erachten es als ihr einziges Ziel im späteren Leben, »gut alt zu werden«. Andere sehen es als notwendige Voraussetzung, um das eigene Potenzial besser auszuschöpfen. Gut älter zu werden und ein besserer Mensch zu sein, sind Aspekte, die sich aufeinander auswirken können: Wenn wir uns beim Altern wohlfühlen und eine positive Einstellung über das Älterwerden haben, kann das dazu führen, dass wir ein guter Mensch sind und gute Dinge tun. Und wenn wir ein besserer Mensch sind, trägt das zum guten Altern bei. Unsere Aufgabe besteht darin, angesichts der Schwierigkeiten und Chancen im Alter den besten Weg zu finden, um unser Leben zu gestalten – einen Weg, der unseren ureigenen Bedürfnissen, Interessen und Fähigkeiten entspricht.

Allerdings wird es natürlich Zeiten geben, in denen einige

Dinge gut laufen und andere nicht. Ich möchte Sie dabei unterstützen, auf bessere Weise älter zu werden und das Pendel auf die Seite des Wohlbefindens schwingen zu lassen, damit dies in Ihrem Leben in den Vordergrund tritt.

Zum guten Älterwerden gehört, ein gutes und erfüllendes Leben zu führen und zum Wohlergehen anderer beizutragen. Darüber hinaus geht es darum, wie Sie Ihrem eigenen Alterungsprozess gegenüberstehen. In diesem Kapitel gebe ich Ihnen einige Anregungen, die Ihr Leben erfüllender und sinnvoller machen können.

PERSÖNLICHES WACHSTUM, VERÄNDERUNG UND WEITERENTWICKLUNG

• • • • •

Um glücklich zu sein, sollten wir uns in einem unaufhörlichen Prozess des Entstehens sehen.

Avis Carlson, aus *In the Fullness of Time*

Betrachten Sie sich als jemanden, der sich in einem Prozess befindet, und ergreifen Sie die Gelegenheit, persönlich zu wachsen, wo immer und wann immer Sie können. Sehen Sie sich in einem Prozess, bei dem Sie sich selbst hin und wieder ein bisschen verändern. Erlauben Sie es sich, neue Luftschlösser zu bauen. Wenn Sie sich als »unvollendet« empfinden, bedeutet dies, dass Sie sich ständig weiterentwickeln.

Fördern Sie Ihr Interesse, neue Möglichkeiten wahrzunehmen und anzuvisieren. Wenn die Welt schlechter wird, sollten Sie über sich hinauswachsen. Werden Sie damit fertig und machen Sie es besser.

Viele von uns leiden unter unterdrückter Zärtlichkeit. Wenn es Sie ebenfalls betrifft, sollten Sie nach Wegen suchen, um Ihre Gefühle gegenüber jemandem, der Ihnen etwas bedeutet, direkt zum Ausdruck zu bringen.

Bringen Sie die Dinge zum Abschluss, die Sie noch nicht umgesetzt haben. Machen Sie sich Ihr ungelebtes Leben bewusst und beginnen Sie, es auszuschöpfen. Erkennen Sie die Aspekte Ihres Selbst, die sich danach sehnen, zum Vorschein zu kommen, die aber verloren gegangen sind, nicht zum Ausdruck kommen und nicht wahrgenommen wurden. Verleihen Sie ihnen neue Energie. Fragen Sie sich: »Wer oder was kann ich noch werden? Auf welche Weise kann ich noch produktiv, kreativ und nützlich sein?« Entwickeln Sie sich weiter, damit Sie stärker mit den Dingen im Einklang sind, die Sie vorhaben, und dem entsprechen, wer Sie sein können.

Sehen Sie sich als Studierenden, der sich in einem unaufhörlichen Lernprozess befindet. Wenn Sie jede Situation als eine Gelegenheit betrachten, etwas zu lernen, wird Ihnen nie langweilig werden. Als ewiger Studierender werden Sie sich ständig erneuern und geistig wach bleiben.

Erweitern Sie Ihre Horizonte. Vergrößern Sie die Dimensionen Ihres Denkens und Fühlens. Vertiefen und steigern Sie Ihre Vorstellungskraft, dehnen Sie sie aus. Entwickeln Sie eine Vision, was Sie tun können. Lassen Sie Ihrer Empathie freien Lauf. Welche Menschen können Sie besser verstehen lernen, für wen können Sie da sein? Lassen Sie sich nicht durch Schüchternheit, Bescheidenheit oder mangelnde Weitsicht davon abhalten, noble Ziele zu verfolgen – lassen Sie sich nicht daran hindern, großmütig und abenteuerlustig zu sein sowie grandiose Erlebnisse anzustreben.

Erfinden Sie sich neu und schenken Sie sich frische Energie.

Erwerben Sie Wissen, das Ihre Selbstwirksamkeit und Lebensqualität fördert.

SCHÖNHEIT IST WAHRHEIT

Überall in unserem Umfeld ist Schönheit zu finden, die nur darauf wartet, wertgeschätzt, ausgekostet, erlebt und intensiv empfunden zu werden. Wenn wir solche Momente wahrnehmen, fördert das unsere Fähigkeit, ein offenes, interessiertes und von Ästhetik erfülltes Leben zu führen.

Ich habe meine Wahrnehmung eines alltäglichen Anblicks schriftlich festgehalten:

> *Bäume*
>
> *Ich schaue aus meinem Fenster und sehe einen Baum. Er hat einen Gefährten, der hinter ihm steht und fast genauso groß ist. Beide sind riesig und überragen das Haus auf der anderen Straßenseite. Ich sehe mich um und erblicke zwei weitere Bäume, einen auf der rechten und den anderen auf der linken Seite. Es ist kein Wald, sondern eine Straße in einem Vorort, an der vereinzelt ein paar Bäume wachsen. Ich konzentriere mich auf den Baum direkt vor mir und bemerke seine Äste. Manche strecken sich direkt nach oben, andere ragen zur Seite. Es gibt viele davon, so viele, dass ich nicht erkennen kann, wie viele weitere Bäume vorhanden*

sind. Es ist Frühling, und die Zweige an der Spitze des Baums sind voller dichter Blätter und mit Blüten übersät. Es geht ein schwacher Wind, der durch die Blätter fährt und sie überaus zart hin- und herschwingen lässt. Ich nehme die gesamte Szenerie erneut wahr, und das üppige Grün hat eine verzaubernde Wirkung auf mich. Ich beginne, über das neu hervorsprießende Leben nachzudenken. Der Stamm des Baums wirkt im Vergleich mit der Vitalität und Helligkeit der Blätter schwach und dunkel. Wie interessant es doch ist, dass dieser Baum nun diese Blätter hervorbringt! Wie interessant und wunderbar und wahrlich unbegreiflich. Ich werde meiner selbst gewahr, während ich den Baum betrachte, und sage mir, dass ich nicht sicher bin, ob es sich um eine Eiche oder um eine andere Baumart handelt. Ich fühle mich angesichts des Baums wie ein Zwerg, obwohl ich nicht direkt bei ihm stehe. Er wirkt so riesig. Ich bedaure, dass ich bisher nur wenig Zeit damit verbracht habe, Bäume und die Natur zu betrachten. Das sollte ich öfter tun.

Fördern Sie auf eine ähnliche Weise jegliche kreativen Impulse, die Sie in irgendeinem Bereich verspüren. Egal ob Sie kochen, gärtnern oder eine Landschaft in Öl malen, versuchen Sie, etwas Neues zu erschaffen oder Dinge neu zu kombinieren. Egal was Sie tun, bewahren Sie sich unbedingt den Impuls, etwas Neues für diese Welt beizutragen, dann werden Sie sich in dem Prozess selbst erneuern.

Lesen Sie hier, wie sich die US-amerikanische Journalistin Connie Goldman dazu geäußert hat:

Die Herausforderung für uns alle besteht darin, unsere eigene Kreativität zu entdecken. Es ist eine Eigenschaft, über die jeder Mensch verfügt, nicht nur die Großartigen, die Begabten oder die jungen Leute. Doch in einer Welt, die uns häufig vermittelt, die Alten befänden sich bereits »auf dem Abstellgleis«, ist es schwierig, sich daran zu erinnern, dass das Alter uns ein wertvolles Gefühl des Selbst und neue Erfüllung bescheren kann.

OFFEN UND FLEXIBEL BLEIBEN

Haben Sie ein offenes Herz. Beziehen Sie andere auf eine empathische, anteilnehmende und fürsorgliche Weise mit ein und akzeptieren Sie die jeweilige Gemütsverfassung der Menschen. Bewahren Sie sich einen offenen Geist: Seien Sie empfänglich für neue Ideen und Erfahrungen und widmen Sie sich Dingen, bei denen Sie bisher gezögert haben, die Sie aber gerne ausprobieren würden.

Machen Sie sich bewusst, dass das Älterwerden im späteren Leben ungewiss, überraschend und unvorhersehbar ist. (Es wird ein Ende geben, aber wann wird das sein und wie wird es aussehen?) Also entspannen Sie sich, wenn Sie den besten Weg finden möchten, um mit der Unsicherheit umzugehen.

Lassen Sie das Kind in Ihnen zum Vorschein kommen und spielen Sie, wann immer Sie können und sich dabei nicht zu albern vorkommen. Das Leben ist zu kurz, um sich ständig erwachsen zu verhalten.

RESPEKTIEREN SIE SICH UND ANDERE

• • • • •

… und erwarten Sie von anderen, Ihnen mit demselben Respekt zu begegnen. Suchen Sie sich Menschen, die Sie aufgrund Ihrer einzigartigen Persönlichkeit schätzen und die Ihre Selbstachtung stärken. Sehen Sie sich selbst positiv. Bekräftigen Sie sich selbst gegenüber, wie wertvoll und sinnvoll Ihre Existenz und Ihr Lebensstil sind.

Gehen Sie gut mit sich selbst um. Seien Sie freundlich zu sich selbst. Akzeptieren Sie Ihre Schwächen, verzeihen Sie sich Ihre Fehler und verübeln Sie es sich nicht, dass Sie im Moment nicht perfekter sind. Erwarten Sie freundlich von sich selbst, dass Sie sich mit der Zeit in eine positive Richtung weiterentwickeln werden.

Nehmen Sie Ihren Stolz und Ihre Kraft wahr, egal wie alt Sie sind. Bestätigen Sie sich Ihre persönliche Energie, wenn es nötig und angemessen ist, und helfen Sie anderen dabei, das Gleiche zu tun.

Lähmen Sie sich nicht, indem Sie versuchen, zu einem Punkt zurückzukehren, an dem Sie in jüngeren Jahren waren. Schätzen Sie sich so, wie Sie jetzt sind, und erkennen Sie die Dinge an, die Sie jetzt tun können. Würdigen Sie sich selbst, ohne Ihre Schwächen und Einschränkungen zu ignorieren.

BLEIBEN SIE IM LEBEN ENGAGIERT

• • • • •

Bleiben Sie an den Dingen dran, denen Sie sich widmen, und bleiben Sie bei allem, was passiert, stets präsent.

Bewahren Sie sich Ihr Interesse am Leben und zwar auf einem möglichst hohen Niveau. Nehmen Sie enthusiastisch und beherzt an allem teil, was sich Ihnen bietet. Wenn Sie das Gefühl haben, »außen vor« zu sein, suchen Sie nach Situationen, in denen Sie miteinbezogen werden. Bleiben Sie aufmerksam und freuen Sie sich über neue Möglichkeiten, an Dingen teilzuhaben.

LEBENSFREUDE

Erlauben Sie es sich, fröhlich, ja sogar ekstatisch zu sein, wann immer Sie können. Finden Sie jeden Tag etwas, worüber Sie lachen können. Lassen Sie sich vom Lachen »erfüllen«.

Seien Sie spielfreudig und haben Sie bei passenden Gelegenheiten Spaß. Achten Sie auf den Humor in einer Situation. Seien Sie albern und nehmen Sie die Dinge häufig leicht, damit Sie nicht das Gefühl haben, eine mürrische Person zu sein.

ENTDECKER HABEN MEHR SPASS

Häufig steht der Erkundung neuer Horizonte die Angst im Weg, über das Limit zu gehen, die Grenzen des Vorhersehbaren und des Konventionellen zu durchbrechen – die Angst davor, gestresst, destruktiv oder verrückt zu werden. Aber gerade jenseits dieser Grenze kann das Kreative, das Ekstatische, das Erhebende zu finden sein. Haben Sie daher keine Angst davor, sich in einem Übergang zu befinden. Akzeptieren Sie vermehrt unbekannte und sich verändernde Situationen.

Werden Sie zum Entdecker: Öffnen Sie sich dafür, über sich selbst hinauszugehen und von einer großen Leidenschaft, einer noblen Tat oder von einem Kreativitätsschub angetrieben zu werden. Stoßen Sie in entfernte Gebiete und fremdes Terrain in Ihrem Inneren vor, erforschen Sie unbekannte Gedanken und Ideen, ungewöhnliche Vorstellungen und neue Gefühlsbereiche. Nehmen Sie neue Aufgaben in Angriff und seien Sie bereit für die Chance, sich auf neue Herausforderungen einzulassen.

Streben Sie Situationen an, die Sicherheit bieten, aber nicht nur solche. Wenn Sie sich Erfahrungen aussuchen, die riskant und unsicher sind, sollten Sie sich bewusst machen, was Sie tun, und überlegen, wie Sie wieder zu einer sicheren Basis zurückkehren können. Die Suche nach Abenteuern kennt kein Alter. Wir sind nie zu alt, um reizvolle Geheimnisse und Rätsel zu entschlüsseln.

MIT WIDRIGKEITEN FERTIGWERDEN

Lassen Sie Herabsetzungen, Aggressionen und Machtspiele, die andere Ihnen zumuten wollen, an sich abprallen. Lernen Sie, mit diesen Ärgernissen umzugehen, sodass sie weder Stress noch Angst bei Ihnen erzeugen. Messen Sie diesen Dingen einfach keine Bedeutung bei oder weisen Sie sie entschlossen von sich.

Seien Sie äußerlich stark und tun Sie, was erforderlich ist, um mit unangenehmen oder schwierigen Situationen fertigzuwerden, und bleiben Sie innerlich warmherzig und sanft, um bei Bedarf fürsorglich zu sein.

Da Krankheiten und andere Widrigkeiten im Alter unvermeidlich sind, sollten Sie lernen, damit umzugehen. Das heißt, Sie sollten eine Erkrankung nicht zum Zentrum Ihrer Aufmerksamkeit machen. Lassen Sie sie zuweilen außer Acht und konzentrieren Sie sich auf Ihr übriges Leben. Fokussieren Sie sich nur dann auf Ihre Erkrankung, wenn Sie sie behandeln müssen, damit sie nicht außer Kontrolle gerät. Wehren Sie sich gegen die deprimierende Macht der Krankheit, indem Sie eine positive Einstellung entwickeln und daran glauben, dass es Ihnen bald wieder besser gehen wird. Machen Sie sich einen »Kampfgeist« zu eigen, voller Mut, mit hartnäckiger Entschlossenheit und der Überzeugung, dass Sie die Krankheit besiegen werden – dass Sie alle Mittel, von Medikamenten bis hin zur Meditation, einsetzen werden, um sie zu überstehen und den Krankheitsprozess wieder rückgängig zu machen. Geben Sie die Hoffnung nicht auf. Setzen Sie sich unaufhörlich für Ihre Gesundheit ein, mit der Bereitschaft und dem unbeugsamen Willen, weiterhin gegen die Erkrankung anzukämpfen. Glauben Sie wirklich daran und gehen Sie von einer Verbesserung oder Genesung aus. So werden Sie zusätzlich zu den medizinisch notwendigen Dingen auch all die Kraft Ihres Geistes, des Herzens, Ihrer Wünsche, des Glaubens, der Seele und Ihres Verhaltens einsetzen, um die Krankheit zu besiegen. Darüber hinaus werden Sie auch an innerer Stärke gewinnen, um mit den Wechselfällen des Älterwerdens fertigzuwerden.

Verwandeln Sie eine Widrigkeit in eine Lernerfahrung und fördern Sie gezielt Ihre Resilienz, nachdem Sie sich davon erholt haben. Nutzen Sie die Jahre, in denen Sie mit Problemen zu kämpfen haben, um wirksame Bewältigungsstrategien zu entwickeln. Verbinden Sie Ihre Einstellung, Ihre mentale Stärke und Ihr Wissen, um Ihren Umgang mit Widrigkeiten zu optimieren.

Am 8. November 1993 veröffentlichte die *New York Times* eine Geschichte über die vierundachtzigjährige Mavis Lindgren, eine Langstreckenläuferin, die an Marathonläufen im ganzen

Land teilnahm. Sie hatte im Alter von siebzig Jahren mit dem Laufen begonnen. Bei einem ihrer Marathons stürzte sie und brach sich das Handgelenk, beendete das Rennen aber trotzdem. Es gelang ihr, da eine andere Person neben ihr herlief und ihr Handgelenk stützte.

SEIEN SIE MUTIG

• • • • •

Finden Sie Mut in Ihrem Inneren, bewahren Sie ihn sich, fördern Sie ihn und halten Sie ihn stets bereit, um sich gegen die »Pfeil' und Schleudern des wütenden Geschicks« zu wappnen, wie es Shakespeare in seinem *Hamlet* formulierte. Seien Sie nicht nur mutig im Umgang mit Widrigkeiten, sondern auch, wenn Sie sich dem Alter generell stellen und es bereitwillig annehmen.

DEM LEBEN EINEN SINN GEBEN

• • • • •

Die Kinderbuchautorin und Gewinnerin des Literaturpreises Newbery Medal, die in Philadelphia geborene Elizabeth Gray Vining, betonte, dass das Leben gewürdigt werden müsse. Sie erachtete es als heiliges Gut: »Es kommt mir kindisch und griesgrämig vor zu sagen, das Leben sei schrecklich und habe keinen Sinn. Das Leben wird uns anvertraut. Es wird uns in die Hände gelegt, damit wir es behutsam halten, gut nutzen, genießen und zurückgeben, wenn die Zeit dafür gekommen ist.«

Seien Sie offen für den Sinn in Ihrem Leben und fördern Sie ihn. Wenn kein Sinn vorhanden ist, lassen Sie ihn entstehen!

Bewahren Sie den Sinn in Ihrem Leben, indem Sie allem, was Sie im Moment tun, eine Bedeutung verleihen. Der Prozess selbst, egal worum es sich handelt, kann ebenso sinnvoll sein wie das erwartete Ergebnis.

Suchen Sie jeweils nach einer Bedeutung im weiteren Sinne. Was ist letztlich und existenziell bedeutsam? Und im kleinsten Rahmen – suchen Sie nach dem Sinn in den Details des Alltags.

IN VERBINDUNG BLEIBEN

Bleiben Sie in Verbindung mit Menschen jeden Alters, die sowohl älter als auch jünger sind als Sie selbst. Knüpfen Sie zudem Kontakte zu Ihrem Umfeld und der größeren Welt. Bleiben Sie vor allem in Verbindung mit denjenigen, die Sie bewundern und respektieren.

Lernen Sie Menschen kennen, die älter sind als Sie und die Sie bewundern, weil sie auf eine gute Weise alt geworden sind und Vorbilder für Sie sein können. Und geben Sie etwas weiter, indem Sie selbst ein Vorbild sind und andere – die dafür offen sind und es gerne annehmen – an Ihrer Erfahrung und Weisheit teilhaben lassen.

Helfen Sie Ihren Enkelkindern dabei, ihr Potenzial zu entfalten, ohne deren Eltern vor den Kopf zu stoßen – oder, was noch besser wäre, mit begeisterter Zustimmung der Eltern.

Pflegen Sie herzliche, freundliche Beziehungen mit möglichst vielen Menschen und haben Sie das Gefühl, in gewisser Weise persönlich für sie verantwortlich zu sein. Aber schützen Sie, wenn nötig, auch Ihren privaten Raum vor Übergriffen.

Entwickeln Sie effektive Mittel, um zwischenmenschliche Probleme zu klären. Äußern Sie Ihre Gefühle, wenn Sie frustriert, enttäuscht und irritiert sind, ohne sich selbst oder jemand anderen dabei zu verletzen.

In Verbindung zu bleiben erfordert etwas Mühe, aber es lohnt sich.

WIDMEN SIE SICH EINEM PROJEKT ODER EINER GUTEN SACHE

• • • • •

Wenn wir nennenswerte Fortschritte erzielen wollen, ist Beharrlichkeit unerlässlich. Menschen, die Größe erreichen, widmen sich fast ausnahmslos leidenschaftlich einer Sache. Sie tun jeden Tag tausend Dinge, aber dahinter steht das Einzige, was für sie an erster Stelle steht.
Huston Smith, aus *The World's Religions*

Wie inspirierend und bereichernd es doch ist, für eine Sache zu kämpfen – ein völlig vereinnahmendes Interesse, das Sie morgens aufwachen lässt und Ihnen den gesamten Tag über Energie verleiht. Suchen Sie sich etwas, dem Sie sich leidenschaftlich verschreiben möchten, und gehen Sie es interessiert und konzentriert an.

Wenn Sie sich neugierig bei einem Projekt engagieren, das Sie fordert, wenn Sie Ihre Energien konstruktiv für eine Sache einsetzen, die Ihnen etwas bedeutet, erfüllen Sie Ihren Tag mit Sinn. Ihre Tätigkeit kann der Arbeit, die Sie in Ihrem Job gemacht haben, ähneln oder anders aussehen. Engagieren Sie sich weiterhin bei Projekten, die Ihren Horizont erweitern und Sie fordern. Widmen Sie sich Dingen, die Sie gerne tun. Bringen Sie sich beherzt, mit Spaß und Energie bei diesen Aktivitäten ein. Der Prozess des *Tuns* kann bei einem Projekt spannender und befriedigender sein, als das Ziel zu erreichen, und er kann wichtiger dafür sein, Ihre Begeisterung und Motivation zu entfachen.

Große und kleine Projekte können im Alltag Ihre *Raison d'Être*, den Sinn und Zweck Ihres Daseins begründen. Sie können als Fokus für Ihre Gedanken dienen, Ihre Vorstellungskraft entfachen, Ihre Energien bündeln, innovative Ideen und Erkenntnisse fördern und Ihnen helfen, neue Perspektiven zu entdecken. Wenn ein Projekt wichtig für Sie ist und Sie sich ihm intensiv widmen, kann es ein wesentlicher strukturgebender Bezugspunkt für einen großen Teil Ihres Lebens werden. In großen und kleinen Projekten engagiert zu sein, ist ein Weg, um am *Leben* teilzuhaben. Ohne solche Aktivitäten fühlen wir uns verloren, ohne Halt, sogar nutzlos. Mit ihnen werden wir lebendig und energievoll.

Suchen und entwickeln Sie ein inspirierendes Umfeld für sich, voller Menschen und Projekte, mit denen Sie zu tun haben. Arbeiten Sie auf ein höheres Ziel oder einen Zweck hin, der nicht nur Ihrem unmittelbaren persönlichen Vorteil dient, sondern größer ist als Sie selbst und zum Wohlergehen anderer beiträgt. Wir kennen viele berühmte Menschen, die auf eine gute Weise alt geworden sind: Sigmund Freud, Pablo Picasso, Bernard Berenson, Michelangelo, Leonardo da Vinci, C. G. Jung, Georgia O'Keeffe, Grandma Moses, Arthur Rubinstein, Vladimir Horowitz, John Dewey, Bertrand Russell, Albert Schweitzer, Martin Buber oder Albert Einstein sind nur einige von ihnen. Sie wurden vor allem deshalb auf eine gute Weise alt, weil sie sich leidenschaftlich ihrer Kunst, der Musik, der Philosophie und anderen Projekten widmeten und sich selbst als Menschen erachteten, die ein höheres Ziel verfolgten. »Zu alt« kam als Begriff nicht in ihrem Wortschatz vor.

NUTZEN SIE IHRE FREIHEIT

Im Ruhestand können Sie Ihre Freiheit nach Belieben nutzen. Die Herausforderung besteht darin, die *Ziele* zu bestimmen – also wofür Sie Ihre Freiheit einsetzen wollen – und die *Mittel* zu wählen, um die Ziele zu erreichen, und dann Pläne zu entwickeln und Ihre Vorhaben tatsächlich umzusetzen.

Das Wichtigste dabei ist, Ihre Freiheit zu nutzen, um Ihr inneres Selbst zum Ausdruck zu bringen – das Selbst, das lange verdrängt war, das Selbst, das Angst hatte, zum Vorschein zu kommen.

SCHÜTZEN UND FÖRDERN SIE IHRE KÖRPERLICHE UND GEISTIGE GESUNDHEIT

Wenn ein hektisches Leben bei Ihnen Stress erzeugt, weil Sie zu viel zu tun und zu wenig Zeit haben, sollten Sie lernen, das Tempo zu drosseln. Wenn sich Ihr Leben dagegen zäh und öde anfühlt und Sie zu wenig zu tun haben, sollten Sie einen Gang höherschalten.

Achten Sie auf sich selbst, nicht auf eine zwanghafte, sondern auf eine fürsorgliche Weise. Sorgen Sie dafür, dass Ihr Körper eine gute Ernährung, Pausen, ausreichend Bewegung und saubere Luft bekommt.

Vermeiden Sie emotional ungesunde und destruktive Situationen. Wenn eine bestimmte Situation oder eine Gruppe von Menschen Ihnen nicht guttut oder Sie sich nicht wertgeschätzt fühlen, sollten Sie über ein anderes Umfeld nachdenken, in dem Sie in anderer Gesellschaft sind.

Bleiben Sie körperlich, geistig und emotional beweglich. Agilität ist ein Zeichen von Vitalität und Lebenskraft. Pausen sollten der Erholung dienen und nur vorübergehend eingelegt werden.

Machen Sie sich Ihre körperlichen, emotionalen, geistigen und spirituellen Veränderungen stets bewusst, damit Sie über Ihren Zustand Bescheid wissen und sich im Klaren darüber sind, wann Sie genug von etwas haben, wo Ihre Grenzen sind, welche Einschränkungen Sie haben, welchen Dingen Sie sich widmen können und welche Sie ablehnen müssen.

Lassen Sie dankbar die Dinge los, die für Sie nicht mehr erreichbar oder möglich sind, wie zum Beispiel einen Marathon zu laufen oder eine Nacht mit der Erwartung durchzumachen, dass Sie am nächsten Morgen frisch und munter sein werden.

Suchen Sie innere und äußere Orte auf, an denen Sie entspannt und in Ihrer Mitte sowie mit sich selbst und der Welt im Reinen sind. Verweilen Sie so häufig und so lange dort, wie Sie möchten.

BEWAHREN SIE SICH EINE POSITIVE EINSTELLUNG

• • • • •

Lassen Sie sich nicht von Ihren Problemen und Dingen, die Sie bedauern, vereinnahmen und belasten. Leben Sie so weit wie möglich in der Gegenwart.

Geben Sie niemanden auf, vor allem nicht sich selbst. Wo Leben ist, da gibt es Hoffnung.

Seien Sie konstruktiv und heben Sie das Positive hervor. Das bedeutet nicht, das Negative zu ignorieren oder zu leugnen, sondern lediglich, die Umstände zur Kenntnis zu nehmen und so positiv wie möglich damit umzugehen.

Lernen Sie, mit den destruktiven Elementen, die Sie überfallen, fertigzuwerden. Anstatt zuzulassen, dass eine leidvolle, stressige oder beunruhigende Situation sich tief in Ihnen festsetzt, sollten Sie prüfen, ob Sie diese aus Ihrem Inneren bis hinauf zu den Schultern leiten und dann abschütteln können.

Sagen Sie Ja zum Leben und bewahren Sie sich eine lebensbejahende Einstellung. Setzen Sie sich gegen die Verzweiflung zur Wehr. Fördern Sie Ihre Liebe zum Leben und interessieren Sie sich weiterhin dafür, was bei Ihnen und anderen Menschen los ist.

Machen Sie sich bewusst, dass das Leben eine Bedeutung hat – egal, was auch passieren mag. Bewahren Sie sich die Haltung, dass Sie einen entscheidenden Beitrag leisten. Vermeiden oder minimieren Sie Negativität: Zynismus, Quengelei, Kritik, Jammern und Schuldzuweisungen.

Bewahren Sie sich die Ehrfurcht vor allem Leben und einen Respekt für die Natur.

Kämpfen Sie gegen Ihren Widerstand an, nach vorne zu schauen. Machen Sie realistische Pläne für die Zukunft. Gehen Sie enthusiastisch und voller Erwartung darauf zu und betrachten Sie sie als Teil Ihrer Gegenwart.

Halten Sie Rückschau auf Ihr Leben. Erinnern Sie sich an die Höhepunkte, die Freuden und überirdische Momente. Wenn Sie Ihren Lebensweg innerlich noch einmal durchgehen, entwickeln Sie ein Gefühl für Ihre Reise sowie ein Gefühl der Ganzheit, während Sie sich der Vollendung Ihres Lebens nähern.

Wählen Sie gezielt aus, wie Sie Ihre Zeit nutzen.

FÖRDERN SIE EINE ETHISCHE HALTUNG

• • • • •

Ich sage die Wahrheit, nicht ganz in dem Maße, wie ich es möchte, aber doch so weit, wie ich sie zu sagen wage, und indem ich älter werde, wage ich es ein bisschen mehr.

Michel de Montaigne, aus *Essais*

Seien Sie authentisch. Bleiben Sie sich selbst treu und seien Sie ehrlich gegenüber anderen. Verhalten Sie sich integer. Versuchen Sie nicht, berechnend oder manipulierend zu sein, andere auszunutzen, hereinzulegen oder die Wahrheit zu verbiegen, um einen persönlichen Vorteil daraus zu ziehen.

Seien Sie echt, offen und bringen Sie Ihr inneres Selbst zum Ausdruck. Lassen Sie Ihr wahres Selbst zum Vorschein kommen – nicht nur das Selbst, das anderen Ihrer Meinung nach gefällt.

Halten Sie die Versprechen, die Sie sich selbst und anderen geben. Schätzen Sie realistisch ein, welche Versprechungen Sie erfüllen können – für welche Sie die Energie haben.

Leben Sie Ihren Prinzipien entsprechend. Die alten Werte, die Wahrheit zu sagen und zu tun, was Sie ankündigen, haben nach wie vor eine große Relevanz.

Weigern Sie sich, bei Ihren Wertvorstellungen Kompromisse zu machen, und widersprechen Sie, wenn nötig, um sie zu verteidigen.

Führen Sie ein ethisch gutes Leben, das Ihrer würdig ist und das andere als Vorbild betrachten können.

SEIEN SIE SO SINNLICH UND LEIDENSCHAFTLICH WIE MÖGLICH

• • • • •

Altersdiskriminierenden Vorstellungen zufolge sind wir vertrocknete Dörrpflaumen ohne Vitalität, Sinnlichkeit oder Sexualität. Zum Glück beweisen wir das Gegenteil. Harold Ickes, der Innenminister unter dem US-amerikanischem Präsidenten Franklin Roosevelt war, wurde in seinen Achtzigern Vater eines Kindes.

Die meisten von uns haben sexuelle Gefühle und Erfahrungen im späteren Leben. Finden Sie heraus, was in dieser Hinsicht für Sie möglich und angenehm ist. Dabei kommt es nicht so sehr auf die »Leistung« an, sondern auf den sinnlichen Ausdruck von Zärtlichkeit.

ANNEHMEN, WAS IST

• • • • •

Akzeptieren Sie, was in Ihrem Leben nun irreversibel ist. »Akzeptieren« bedeutet, Ihren eigenen Alterungsprozess zur Kenntnis zu nehmen und sich bewusst zu machen, dass er gerade im Gange ist und auch weiterhin fortschreiten wird. Seien Sie dankbar dafür, das Alter erleben zu dürfen, und nutzen Sie die neuen Möglichkeiten, die damit einhergehen.

Lernen Sie, sich von Dingen zu verabschieden, die Ihnen wichtig sind, falls Sie sich davon trennen müssen – zum Beispiel von einem alten Haus. Auf diese Weise werden Sie in der Lage sein, weitere Verluste zu betrauern und zu akzeptieren.

Akzeptieren Sie die Verluste im Leben, wenn es sein muss, und richten Sie sich auf den großen Preis aus, wenn Sie es können.

Verbitterung in Ihrem Alter kann Ihre körperlichen Gebrechen verschlimmern; Akzeptanz kann sie mildern und verringern.

FINDEN SIE SICH MIT IHRER EIGENEN STERBLICHKEIT AB

• • • • •

Ich habe den Gedanken beziehungsweise das Gefühl, dass alles irgendwann sterben wird, noch nicht vollkommen zugelassen, so wie etwa Thomas Mann in *Der Zauberberg* notiert. Ihm zufolge ist »die einzig *religiöse* Art, den Tod zu betrachten … ihn als Bestandteil und Zubehör, als heilige Bedingung des Lebens zu begreifen und zu empfinden«.

Aber nun, im späteren Leben, setzt sich das Thema tief in meinem Inneren fest und besteht darauf, dass ich mich damit abfinde. Meine wichtigste Aufgabe ist, meinen Tod als natürliche Entwicklung meines Lebens zu sehen – zu beschließen, auf welche Art und Weise ich gerne auf mein Sterben reagieren würde, und dann zu hoffen, dass ich innerlich gelöst und in Frieden sterbe.

Wenn wir in unserer Vorstellung, was den Tod betrifft, zu einer befriedigenden Lösung kommen, können wir in unserem gegenwärtigen Leben eine größere Freiheit entdecken. Sobald wir uns mit der Unausweichlichkeit unseres Todes abfinden, können wir freier sein, um das Leben stärker auszuschöpfen und unsere Ziele energievoller zu verfolgen.

Um gut zu altern, sollten wir eine gewisse Haltung gegenüber dem Tod entwickeln. Diese Haltung kann sich verändern – von Unbekümmertheit, weil wir an ein Leben nach dem Tod glauben, über das Ignorieren des Themas, wenn es sich nicht länger vermeiden lässt, bis hin dazu, dass wir den Tod akzeptieren und unsere Angst vor dem Sterben bewältigen. Das kann uns zum Beispiel gelingen, wenn wir uns selbst einige Fragen stellen, in der Hoffnung, dass uns die Beschäftigung mit dem Tod helfen kann, ihn emotional als letzte Lebensphase zu akzeptieren.

Auf welche Weise würden Sie gerne sterben, wenn es so weit ist? Können Sie etwas über den Tod und das Sterben erfahren, das hilfreich für Sie wäre? Möchten Sie jetzt oder später darüber nachdenken? Wollen Sie nur gelegentlich darüber nachdenken und es dann vergessen – oder wollen Sie sich regelmäßig damit befassen? Möchten Sie solche Gedanken vollkommen vermeiden oder sich lediglich nicht ständig damit beschäftigen? Gibt es etwas Bestimmtes, das Sie tun möchten, um sich auf Ihren Tod vorzubereiten? Können Sie über Ihren eigenen Tod nachdenken, die Vorstellung sacken lassen und schließlich Ihre bevorstehende Nichtexistenz akzeptieren und das Ganze als einen Aspekt des Alterns betrachten?

Könnten Sie Wege finden, um die Realität Ihres eigenen Todes tief in sich aufzunehmen, ohne allzu beunruhigt oder gedanklich zu vereinnahmt davon zu sein? Haben Sie den Eindruck, dass Ihre Einstellung in Bezug auf Ihr unausweichliches Ende es Ihnen ermöglicht, das Leben mehr zu genießen und zu schätzen?

Wenn wir versuchen, diese Fragen zu beantworten, können wir in der Lage sein, eine gewisse Loslösung zu erreichen und uns mit der Möglichkeit unseres eigenen Todes abzufinden. Falls der Prozess Sie allerdings belastet, sollten Sie die Fragen nicht weiter beantworten. Lassen Sie sie dann einfach unter der Oberfläche Ihres Bewusstseins schlummern.

9
DIE BESTE PERSON WERDEN, DIE SIE SEIN KÖNNEN

• • • • • • • • • •

Das Alter findet in unserem Kopf statt, es ist eine Geisteshaltung. Was uns interessieren sollte, ist die Verwirklichung von Potenzialen, mit denen wir so großzügig ausgestattet sind und die wir so wenig verstanden haben.
Ashley Montagu, aus *Growing Young*

Dieses Kapitel soll Ihnen helfen, die Person zu entdecken, die Ihrer Bestimmung entspricht, und Wege zu finden, diese Person zu werden. Irgendwo in Ihrem Inneren gibt es Aspekte Ihrer Persönlichkeit, die brachliegen und nicht zum Ausdruck kommen. Es sind Potenziale, die nur darauf warten, als Teil von Ihnen und Ihrem Dasein in der Welt ausgeschöpft zu werden.

Wenn Sie bereits daran gearbeitet haben, die beste Person zu werden, die Sie sein können, ist Ihre Aufgabe möglicherweise bislang nicht vollständig abgeschlossen. Und wenn Sie es noch nicht versucht haben, mache ich Sie darauf aufmerksam, dass das wichtigste Ziel, dem Sie sich widmen können, darin besteht, die bestmögliche Person zu werden. Es bedeutet, dass Sie sich darum bemühen, ein wahrer Mensch zu sein. Es bedeutet auch, nach innerer Veränderung zu streben, damit Sie wissen, wer und wie Sie sind. Aufgrund dieses Wissens können Sie als Person authentischer, ganzheitlicher und vollständiger werden.

Was bedeutet es, ein wahrer Mensch zu sein? In seinem Buch *The Joys of Yiddish* definiert der US-amerikanische Humorist Leo Rosten einen wahren Menschen als »eine aufrechte, ehrenwerte, anständige Person. Jemand, der konsequent ist, jemand, den man bewundern und dem man nacheifern kann, jemand von edlem Charakter. Der Schlüssel, um ein wahrer Mensch zu sein, ist nichts weniger, als Charakterstärke zu haben: Rechtschaffenheit; Würde; ein Gefühl dafür, was richtig, verantwortungsvoll und anständig ist.«

Wenn ich Ihnen vorschlage, danach zu streben, ein wahrer Mensch zu werden, soll das nicht heißen, dass Sie erwarten sollten, einen idealen Bewusstseinszustand zu erreichen. Ich dränge Sie auch nicht dazu, ein Heiliger zu werden. Sie sollten vielmehr in der Lage sein, sich über jeden Erfolg, jede Errungenschaft und jeden Schritt zu freuen, den Sie in Richtung auf das Ziel machen, die bestmögliche Person zu werden. Ich sage Ihnen voraus, dass Sie mit jedem Schritt nach vorne Ihre Lebensqualität verbessern sowie Ihre Zufriedenheit, Ihr Selbstwertgefühl und Ihre Selbstachtung fördern werden.

Häufig verhalten Sie sich im Alltag spontan wie ein wahrer Mensch und offenbaren Ihre positive Menschlichkeit. Es kann plötzlich auf eine Weise geschehen, die sich nur schwer fassen lässt. In diesen Momenten versuchen Sie wahrscheinlich nicht einmal, ein »wahrer Mensch« zu sein. Sie streben es nicht bewusst oder gezielt an. Wenn Sie erkennen möchten, wie es dazu kommt, sollten Sie über die Details in Ihrem Alltag nachdenken, daraus lernen und sie als Chancen nutzen, um Ihr Bewusstsein zu erweitern und zu vertiefen. Jede Situation, jedes Ereignis und jede Beziehung sind willkommene Gelegenheiten, die Sie für das Wachstum und die Entwicklung Ihrer Persönlichkeit nutzen können. Sie hören ein bewegendes Musikstück; Sie sind bei der Geburt eines Kindes dabei; ein Mensch, der Ihnen nahesteht, stirbt; Sie erleben ein Highlight gemeinsam mit einem engen Freund; Sie sind wegen eines beängstigenden Erlebnisses aufgewühlt; Sie kämpfen mit einem Gefühlskonflikt, der schwer zu lösen ist; Sie unterhalten sich mit einem Bettler auf der Straße; Sie sind angesichts der Armut und des Leids einer Familie geschockt; Ihre Tochter heiratet; Sie werden Großmutter oder Großvater; Sie erfahren von einer mutigen oder noblen Tat einer Person oder verhalten sich selbst auf diese Weise; Sie überwinden eine lebensbedrohliche Krankheit; Sie gewinnen einen Preis, den Sie sich sehnlichst gewünscht haben; eine Beziehung, die Ihnen wichtig ist, geht zu Ende; Sie sind inspiriert von einer Rede oder einem Theaterstück; Sie lesen das Buch einer Autorin, deren Brillanz Sie überwältigt; Sie begegnen einer Person, deren Menschlichkeit Sie berührt; Sie erfahren, auf welche Weise das gemeinsame Handeln von Menschen zu Freiheit, Gerechtigkeit und einem besseren Leben geführt hat. Sie können all diese bemerkenswerten Ereignisse sowie die gewöhnlichen Begebenheiten des Alltags nutzen, um sich darüber klar zu werden, wie sie sich auf Ihre Gefühle auswirken und welchen Einfluss sie auf Ihr Denken und Ihr Verhalten haben. So machen Sie sich bewusst, inwiefern sich Ihnen ein neuer Horizont eröffnet hat. Nicht zuletzt können Sie darüber nachdenken, welche Bedeutung diese Ereignisse für die Erweiterung Ihres Bewusstseins des eigenen »Selbst« haben und inwiefern sie Ihre empathischen Fähigkeiten stärken, Ihre Intuition verfeinern, Ihr Verständnis in Bezug auf die menschliche Natur vertiefen und Ihre Erkenntnisse hinsichtlich der menschlichen Verfassung fördern.

Allerdings wird es Situationen geben, in denen Sie sich nicht wie ein Mensch in seiner wahren Größe verhalten. Es kann erhellend sein, sich auch in diesen Zeiten genau zu beobachten. Haben Sie sich anderen gegenüber gleichgültig verhalten, hat es Ihnen an Mitgefühl gemangelt, und waren Ihnen nur Ihre eigenen Interessen wichtig? Haben Sie andere lediglich als Objekte betrachtet, die Sie ausnützen könnten? Haben Sie sich gemein oder gedankenlos verhalten? Haben Sie sich vor wichtigen Verpflichtungen und Aufgaben gedrückt oder sie vergessen? Waren Sie nicht ganz ehrlich oder vertrauenswürdig?

Um ein solches, einem wahren Menschen nicht ganz würdiges Verhalten zu ändern, können Sie Ihre Motivation und Ihre Gründe für Ihr konträres Handeln untersuchen. Und Sie können sogar erkennen, wie Sie sich ändern können.

Auf ähnliche Weise können Sie Ihre überaus positiven Verhaltensweisen fördern. Ein geeigneter Weg, um Ihre guten Taten zu erkennen und darüber nachzudenken, ist, sich selbst die richtigen Fragen zu stellen.

Wann, wo und wie …

… haben Sie tiefes Mitgefühl und Verständnis für jemanden gehabt?

… haben Sie gespürt, dass Sie mit Würde, Selbstachtung und aus einem Gefühl der Ganzheitlichkeit und Integrität heraus gehandelt haben?

… haben Sie eine besonders lebenbejahende Perspektive eingenommen oder entsprechend agiert?

… war Ihnen das Gemeinschaftsinteresse wichtig und haben Sie sich für das Gemeinwohl engagiert?

… haben Sie eine tiefe, fürsorgliche Beziehung mit einem anderen Menschen gepflegt?

… haben Sie Ihre Achtung gegenüber dem Leben entweder in Ihrem Alltag oder in einer besonderen Situation zum Ausdruck gebracht?

… waren Sie bei einer schwierigen Entscheidung besonders weise?

So wie bei den Faktoren für ein gutes Altern, die wir im vorigen Kapitel erörtert haben, gibt es keinen allein selig machenden Schlüssel, um ein guter Mensch zu sein. Aber es gibt einige Mittel und Wege, wie wir in der Welt sein können, die es uns leichter machen.

WEISHEIT FÖRDERN

Zu wissen, wie man altert, ist das Meisterwerk der Weisheit und eines der schwierigsten Kapitel aus der großen Kunst des Lebens.

Henri-Frédéric Amiel, aus *Journal intime*

Die Weisheit ist eines der größten Geschenke, die wir uns aneignen und an geliebte Menschen sowie an die Welt weitergeben können. Wir wissen intuitiv, was Weisheit ist, und erkennen, wenn jemand sie verkörpert. Dennoch kann es hilfreich für unsere Diskussion sein, sie zu definieren. Laut dem *Random House Dictionary* ist Weisheit das »Wissen, das wahr oder richtig ist, gepaart mit genauem Urteilsvermögen in Bezug auf Verhalten, Klugheit, Wahrnehmung oder Erkenntnis«.

Zur Weisheit gehört unter anderem, zunächst gut zu überlegen und dann zu handeln und in dieser Hinsicht ein Vorbild zu sein. Zudem bedeutet Weisheit, die Dinge minimal verzerrt oder verfälscht und maximal objektiv zu betrachten – und darüber hinaus, die menschliche Erfahrung zu verstehen, besonders das, was das Leben sinnvoll werden lässt. Sie verkörpern Weisheit durch die Art und Weise, wie Sie *denken* – durch Ihr genaues Urteilsvermögen, Ihre klugen Einschätzungen, die Prägnanz, mit der Sie formulieren und ein Thema prüfen. Sie zeigen Ihre Weisheit dadurch, wie Sie empfinden (voller Mitgefühl, Empathie und Intuition). Sie offenbaren sie durch »rechtes Verhalten«, indem Sie Wissen und Werte beim Handeln miteinbeziehen. Die Weisheit lässt Sie in Ihrem eigenen und im Interesse anderer handeln, da Sie das Wohlergehen aller im Sinn haben, es fördern und dazu beitragen. Mithilfe von Weisheit pflegen Sie Beziehungen, die auf gegenseitiger Anteilnahme und Respekt beruhen und sowohl Ihr eigenes Selbstwertgefühl als auch das der anderen bewahren. Weisheit kann sich darüber hinaus in der Art und Weise zeigen, wie Sie sprechen, was Sie sagen und unter welchen Umständen Sie Ihre Meinung frei äußern. Zudem geht es darum, ob und auf welche Weise Sie andere beraten und ihnen Orientierung bieten und welche Ratschläge Sie anderen erteilen.

Letztlich ist Weisheit ein tiefes Verständnis. Aus diesem Verständnis entsteht ein Verhalten, das ethisch gut und gerecht ist, zur Entwicklung anderer beiträgt, eine anteilnehmende Gemeinschaft fördert, eine Achtung gegenüber dem Leben offenbart, ein Verständnis für unsere gegenseitige Verflechtung miteinander und mit der Erde widerspiegelt und die verschiedenen Lebensformen auf dem Planeten bewahrt.

Viele von uns wissen mehr, verstehen mehr und verfügen über mehr Weisheit, als ihnen bewusst ist. Davon bin ich überzeugt. Daher hoffe ich, dass diese Erörterung Ihnen hilft, etwas von der Weisheit in Ihrem Inneren freizusetzen.

Weisheit gilt im Allgemeinen vorwiegend als eine Errungenschaft des Alters. Egal um welche spezielle Form von Weisheit es geht, grundsätzlich haben wir die Vorstellung, dass lange Jahre der Erfahrung und Reflexion uns ein tiefes Verständnis für die Menschen an sich vermitteln – mit all ihren Schwächen und positiven Eigenschaften. Darüber hinaus schenken die vielen Jahre uns ein besseres Gefühl dafür, wie sich die menschliche Verfassung verbessern lässt. Unsere Weisheit versetzt uns in die Lage, zu höher entwickelten, positiveren Menschen zu werden und, was das ethische Verhalten betrifft, höhere Normen zu setzen.

Weise Menschen geben ihre Erkenntnisse an andere weiter. Sie finden Wege, um ihre Weisheit zu verbreiten, damit andere davon profitieren können. Sie gehen weise mit sich selbst um, vor allem mit dem eigenen Älterwerden, und lassen andere an dieser Weisheit teilhaben, sodass alle gemeinsam eine kollektive Weisheit entwickeln können, die größer ist als die jedes Einzelnen.

Tendenziell denken wir, es sei schwer, Weisheit zu erlangen. Doch wir alle haben das Potenzial dazu und können es nutzen, um unser Leben zu verbessern. Und zum Glück gibt es Wege, um unsere Weisheit zu fördern und zu vertiefen.

Sie können weisen Frauen und Männern zuhören und von ihnen lernen. Bücher lesen, die Weisheit enthalten. Es ist nicht schwer, sie zu finden. Gehen Sie in sich und prüfen Sie vor allem, welche leidvollen Erfahrungen oder Krisen Sie zutiefst beeinträchtigt haben. Sprechen Sie mit anderen über die bedeutenden Ereignisse in Ihrem Leben und versuchen Sie, die Lehren darin zu erkennen. Denken Sie über Entwicklungen und Veränderungen in Ihrem Leben nach. Was haben diese Sie gelehrt? Befassen Sie sich mit dem Leben weiser Menschen – besonders damit, was diese über ihr eigenes Leben gedacht haben. Nutzen Sie Ihre gesamte Vorstellungskraft, Intuition, Logik, Sensitivität und Fantasie, um zu erahnen, wie eine weise Entscheidung in einer bestimmten Situation aussieht und was Weisheit generell bedeutet.

Nach einer Situation oder Begebenheit, an der Sie beteiligt waren und die sich stark auf Sie ausgewirkt oder bei Ihnen etwas verändert hat, sollten Sie sich fragen:

- Welche Wirkung hatte das Ganze auf Sie? Auf die anderen? Und wie geht es Ihnen nun damit? *Warum* empfinden Sie so?

- Welche Bedeutung hat das Ereignis für Sie? Inwiefern und warum war es bedeutsam?

- Was kann die Begebenheit Ihnen über die Persönlichkeit oder die Rolle einer Person oder über die Menschheit an sich vermitteln?

- Welche Form von Mitgefühl oder Verständnis haben Sie oder der andere gezeigt? Inwiefern fehlten diese Aspekte – oder waren sie doch vorhanden? Welche Wirkung hatte das auf Sie?

- Welche verschiedenen Kräfte haben die Erfahrung so werden lassen, wie sie war? Egal, ob es sich um soziale, psychologische, ökonomische, persönliche, spirituelle oder andere Kräfte gehandelt hat. Auf welche Weise haben diese Kräfte zusammengearbeitet oder trennend gewirkt?

- Haben Sie Ihre Menschlichkeit gegenseitig wahrgenommen? Wenn ja, wie sah sie aus? Wenn nicht, warum haben Sie diese ignoriert oder nicht gesehen?

- Hat die Situation in irgendeiner Weise dazu beigetragen, dass Sie eine Verbindung zu den anderen beteiligten Personen gespürt haben? Wie sah diese Verbindung aus? Wie kam es dazu?

- Hat die Erfahrung in irgendeiner Weise zu Ihrem persönlichen Wachstum oder zu Ihrem Verständnis über sich selbst, über einen anderen, eine Beziehung, die menschliche Natur oder die Gesellschaft beigetragen?

- Wie offen oder verschlossen sind Sie der Situation begegnet? Was hat Sie in die Lage versetzt, sich mit den anderen zu identifizieren? Oder was hat Sie – im umgekehrten Fall – daran gehindert?

- Haben die Perspektiven und Ausrichtungen anderer sich als erhellend erwiesen, haben sie Ihre Vorstellungskraft gefördert, neue Blickwinkel eröffnet, Ihnen neue Erkenntnisse und Ideen beschert, über die Sie nachdenken können? Was lässt sich gleich hier und jetzt über diese neuen Denkweisen und Empfindungen sagen?

- Haben Sie irgendetwas über Ihr eigenes soziales Verhalten gelernt? Wie gut oder schlecht es funktioniert und unter welchen Bedingungen es am besten zum Tragen kommt?

Weisheit vermittelt sich in sehr unterschiedlicher Gestalt. Die folgenden Aspekte tragen zur Weisheit in Bezug auf Sie selbst und angesichts alltäglicher Ereignisse und Situationen bei.

Weisheit, die Sie selbst betrifft

Fördern Sie Ihre Wahrnehmung von Ihrer inneren Dynamik und Ihrem Verhalten im Außen, damit Sie wissen, wer Sie sind. Entwickeln Sie sich weiter, um eine authentische, mit sich selbst in Verbindung stehende, ganzheitliche Person zu werden.

Lernen Sie, sich mit Ihren dunklen Seiten auseinanderzusetzen – mit Ihren destruktiven, zynischen, grausamen, gemeinen Facetten. Wenn Sie diese wahrnehmen, lernen Sie, wie Sie *nicht* auf die destruktiven Impulse reagieren – sondern wie Sie diese kontrollieren und verändern können. Wenn wir uns die dualen Aspekte unseres Wesens bewusst machen – also die Tatsache, dass wir sowohl gut als auch böse sind –, können wir unser eigenes Leben stärker bejahen und andere Menschen eher bestätigen.

Machen Sie sich klar, dass Ihr Eigeninteresse und Ihre persönlichen Vorteile letztlich mit dem Allgemeinwohl verbunden sind und alles miteinander zusammenhängt. Zeigen Sie sich im Umgang mit anderen großzügig, was Ihre innere Haltung, Ihre Zeit, Zuneigung und Ihr Verständnis betrifft.

Unterscheiden Sie zwischen dem, was Sie brauchen, was Sie möchten, was Sie bevorzugen, was Sie hinnehmen, was Sie nicht tolerieren können und was für Sie überhaupt nicht infrage kommt. Auf diese Weise treffen Sie gezieltere Entscheidungen, die dem Leben entsprechen, das Sie führen möchten.

Weisheit in der persönlichen Haltung und Weltsicht

Betrachten Sie Dinge aus einer langfristigen Perspektive sowie aus einer historischen oder entwicklungsgeschichtlichen Warte. Befassen Sie sich eingehend damit – dringen Sie zum Kern eines Themas vor.

Bewahren Sie sich ein intuitives Vertrauen zum Prozess des Lebens. Das bedeutet auch, dass Sie den Lebenswillen wertschätzen und verstehen, besonders angesichts von Belastungen oder eines geschwächten Zustands. Um solche Situationen auszugleichen, sollten Sie den Lebenswillen heranziehen. Machen Sie sich aber auch bewusst, dass er zwar bis zu den letzten Lebensmomenten vorhanden sein, aber am Ende nicht bleiben kann.

Erweitern Sie Ihre Perspektive, sodass Sie sich selbst als Teil der Natur sehen und begreifen, dass alles Leben sterben muss, dass der Tod eine natürliche Folge des Lebens ist und dass das menschliche Leben sich in der ständigen Abfolge der Generationen erneuert. Somit sind wir Verbindungsglieder in der Kette der menschlichen Existenz.

Betrachten Sie unsere aktuellen sozialen Organisationen und Institutionen lediglich als vorübergehende Konstrukte in der Evolution der Menschheit. Nur weil ein Konstrukt existiert, bedeutet es nicht, dass es das beste oder »richtige« ist. Erweitern Sie Ihren Horizont und Ihre Vorstellungskraft, um sich neue soziale, politische, wirtschaftliche und psychologische Verbindungen und Organisationen auszumalen, vor allem solche, in denen eine anteilnehmende Gemeinschaft entwickelt werden kann.

Machen Sie sich bewusst, dass wenige Dinge und noch weniger Menschen eins sind. Nicht alles ist schwarz und weiß – wir müssen die feinen Grautöne erkennen. Begreifen Sie, dass das Leben aus Details und Prozessen besteht und gleichzeitig das Gesamtbild und das Endergebnis gültig sind. Erkennen Sie den Teil im Ganzen und das Ganze im Teil und wie beide miteinander zusammenhängen.

Akzeptieren Sie den offensichtlichen Widerspruch, dass ein großer Teil des Lebens zufällig geschieht, nicht geplant und daher unkontrollierbar ist – und dass andererseits vieles vorhersehbar, kontrollierbar und planbar ist und, wie vorhergesehen, umgesetzt werden kann. Und lernen Sie, damit umzugehen. Wenn wir uns selbst im Zusammenhang betrachten, erkennen wir, dass dieser seinen eigenen Kontext hat. Das heißt, die Dinge sind nicht isoliert voneinander.

IHRE POSITIVE MENSCHLICHKEIT VERTIEFEN

• • • • •

Es gehört weitaus mehr dazu, als nur weise zu sein, um Ihr größtes Potenzial auszuschöpfen. Es bedeutet auch, dass Sie Ihre Menschlichkeit so weit wie möglich zum Ausdruck bringen – also die Qualität, das Ausmaß und die Tiefe Ihrer Menschlichkeit fördern. Mir geht es hier um die Erweiterung der positiven Aspekte, wobei ich mir gleichzeitig bewusst darüber bin, dass zum Menschsein dunkle und destruktive Aspekte gehören.

Erweitern Sie Ihre Grenzen, damit nichts Menschliches Ihnen fremd ist. Auf diese Weise kann Ihre Empathie wachsen, um das gesamte Spektrum der menschlichen Emotionen und Erfahrungen zu umfassen. Und wer weiß? Vielleicht sind Sie in der Lage, sich im Vergleich mit einer anderen Person als nicht sehr unterschiedlich zu sehen. Sie könnten feststellen, dass Sie fähig sind, auf eine ähnliche Weise zu empfinden und zu denken wie andere Menschen, die sich von Ihnen unterscheiden. So können Sie sich eher mit anderen identifizieren und sich dafür öffnen, menschliche Erfahrungen zu verstehen, egal, in welcher Form sie sich auch zeigen mögen.

Ergreifen Sie jede Gelegenheit, um Ihr Mitgefühl zu fördern und ein »gutes Herz« zu entwickeln. Das heißt, Sie sollten Dinge tun, die zum Wohlergehen anderer beitragen, sowie andere Menschen respektieren, sich für sie interessieren, ihre Würde verteidigen und gegen alles angehen, was sie niederschmettern könnte.

Suchen Sie nach der menschlichen Dimension im gesellschaftlichen Leben und öffnen Sie sich dafür. Achten Sie darauf, auf welche Weise unsere wirtschaftlichen, politischen und die anderen gesellschaftlichen Organisationen sich auf einzelne Menschen in Ihrem Umfeld auswirken. Fragen Sie sich dann, ob und inwiefern sie das Leben bewahren und verbessern.

Bestärken Sie andere darin, wertvolle und einzigartige Menschen zu sein. Damit bestätigen Sie deren Existenz als Mitmenschen. Und wenn Sie das tun, seien Sie präsent. Das heißt, schenken Sie anderen Ihre volle und ungeteilte Aufmerksamkeit, während Sie mit ihnen zusammen sind.

Erforschen Sie das Wesen Ihres eigenen Menschseins. Vielleicht erkennen Sie so wie der US-amerikanische Psychiater Harry Stack Sullivan in *Conceptions of Modern Psychiatry*, dass »wir mehr als alles andere einfach nur menschlich sind«, und fühlen sich darin bestärkt, »einfach menschlicher« zu werden.

Gehen Sie mit Ihrer Identität über Ihr unmittelbares menschliches Umfeld und Ihre Erfahrung hinaus. Entwickeln Sie eine *urmenschliche* Identität, mit der Sie sich als Teil der menschlichen Gemeinschaft begreifen.

Was haben wir Menschen gemeinsam? Was gilt als einzigartiges und spezifisch menschliches Verhalten? Als ich über diese Frage nachgedacht habe, sind mir die folgenden Eigenschaften und Aspekte eingefallen, die wir als Menschen gemeinsam haben und die uns ausmachen:

Unser gemeinsamer Ursprung und unsere Grundbedürfnisse. Wir werden alle von Frauen geboren und benötigen für unser Überleben am Anfang jemanden, der uns nährt und umsorgt.

Unsere gegenseitige Abhängigkeit. Wir brauchen einander, um weiterhin zu existieren.

Unser Alleinsein. Trotz der Kommunikation, unserer Beziehungen, unserer Identifikation mit Gruppen und der Gesellschaft anderer sind wir dennoch in unserer eigenen Erfahrung abgekapselt und weder in der Lage, sie anderen so zu vermitteln, wie wir sie erleben, noch dazu fähig, die Erfahrungen anderer genauso »nachzuempfinden«, wie diese sie durchmachen. Sobald wir von unserer Mutter getrennt sind, existieren wir alleine, egal, wie viele oder welche Verbindungen wir knüpfen.

Unsere Einschränkungen. Wir alle müssen uns mit physischen, psychischen und sozialen Einschränkungen auseinandersetzen und uns damit abfinden – ob wir sie nun verdrängen, hinnehmen, ablehnen, akzeptieren oder uns daran anpassen. Andererseits haben wir alle die Fähigkeit gemeinsam – zumindest vorübergehend –, solche Begrenzungen in gewisser Weise zu überwinden.

Unsere Verwundbarkeit. Wir alle sind mit Unfällen, Verletzungen, Krankheiten und Wechselfällen des Lebens konfrontiert, die wir als Schicksal oder Zufall erachten. Und wir alle haben eine gewisse Fähigkeit – wie schwach sie auch sein mag –, mit den Konsequenzen unserer Verletzlichkeit fertigzuwerden.

Unsere Emotionen. Wir alle erleben eine Reihe ähnlicher Emotionen und bringen diese zum Ausdruck, wenngleich ihre Intensität, Dimension und Qualität unterschiedlich sein mögen.

Der Einsatz von Sprache. Wir sind Sprachnutzer und verwenden im Alltag ständig Stimmlaute sowie geschriebene Symbole. Wir denken damit und gestalten damit unser Leben.

Unsere Endlichkeit. Wir alle teilen ein gemeinsames Schicksal: den Tod. In gewisser Weise müssen wir uns alle letztlich mit der Tatsache unseres eigenen Todes und unserer Nichtigkeit abfinden sowie mit den Emotionen klarkommen, die sich einstellen, wenn wir uns mit dem Thema konfrontieren. Wir können mit Angst und Entsetzen reagieren oder mit Resignation und Akzeptanz; die Angst kann unterdrückt werden oder unübersehbar sein; wir können das Thema zur Kenntnis nehmen und damit hadern oder es verdrängen, ohne es für uns zu klären. Aber unterschwellig bleibt es stets in unserem Leben vorhanden.

Unsere gemeinsame Verantwortung für die Menschheit. Und diese verpflichtet uns dazu, uns um den Planeten zu kümmern, auf dem wir leben.

Und schließlich haben wir alle die Fähigkeit, uns gegenseitig als Mitglieder der menschlichen Gemeinschaft zu sehen, das heißt, wir nehmen die Menschlichkeit der anderen wahr und würdigen sie genauso wie unsere eigene.

Da wir unsere Menschlichkeit gemeinsam haben, gilt niemand als vollkommen inakzeptabel. Niemand kann aus der Familie der Menschen ausgestoßen werden. Wir alle haben ein Recht auf die Würde, die damit einhergeht, ein Mensch zu sein.

Und der Grad meiner eigenen Menschlichkeit lässt sich daran bemessen, inwieweit ich jeden Einzelnen als Mitmenschen anerkenne, einschließlich aller anderen in einer gemeinsamen Menschheit.

Natürlich können wir unsere Menschlichkeit in millionenfacher Weise fördern. Wir können uns mit anderen über ein hoch emotionales Ereignis wie zum Beispiel die Geburt oder den Tod eines Kindes austauschen. Vielleicht kämpfen wir auch mit einer körperlichen Erkrankung oder Schwäche, von der jemand anderer ebenfalls betroffen ist. Wir werden menschlicher, wenn wir an Übergangsritualen wie zum Beispiel Hochzeiten und Studienabschlussfeiern teilnehmen, wenn wir auf Reisen andere Kulturen kennenlernen und die Welt aus deren Perspektive wahrnehmen, wenn wir Geschichten über Leute lesen, die aufgrund ihrer Menschlichkeit über sich hinausgewachsen sind, um gegen Widrigkeiten zu kämpfen, und indem wir die Gesellschaft von Menschen suchen, deren Leben sich stark von unserem eigenen unterscheidet.

Wenn Sie unsere gemeinsame Menschlichkeit stark verinnerlicht haben, empfinden Sie Respekt gegenüber jedem und fühlen sich mitverantwortlich dafür, die gesamte menschliche Gemeinschaft zu bewahren. Ihr »Ich« wird zu einem Teil des »Wir« und Ihr Selbst verknüpft sich mit all den Selbsten, die die Menschheit ausmachen.

Leider kommen kulturelle, strukturelle und persönliche Vorurteile und Verzerrungen unserer Menschlichkeit in die Quere. So ist etwa ein Aspekt von Rassismus, andere unbewusst oder gezielt zu entmenschlichen und nicht als Mitmenschen zu sehen. Aufgrund von Homophobie fühlen sich manche von uns dazu veranlasst, Leute mit einer unterschiedlichen sexuellen Orientierung automatisch aus der Familie der Menschen auszugrenzen und sie irgendwie als falsch oder unwürdig zu betrachten. Aufgrund von Nationalismus, vor allem in Zeiten des Krieges, entmenschlichen viele von uns den Feind, sodass wir ihn ohne die innere Hemmung töten können, die wir bei einem Menschen wie uns selbst empfinden würden. All diese Beispiele sind Fälle von Entmenschlichung.

EINE SPIRITUELLE VERBINDUNG HERSTELLEN

Wenn wir älter werden, werden die meisten von uns Suchende. Sie möchten besser verstehen, worin der Sinn unserer Existenz liegt. Wir sind fasziniert und völlig gebannt vom Mysterium der Geburt, des Todes und unserer Verbindung zur Ewigkeit.

Manche von uns glauben, dass ein vollkommen entwickelter Mensch automatisch ein spirituelles Leben führt, eine spirituelle Einstellung und einen Glauben hat oder eine Verbindung zu einer Art spirituellen Dimension herstellt. Viele von uns sehnen sich nach etwas, das jenseits unserer normalen Realität liegt – nach etwas, das über das Alltägliche, Pragmatische und Wissenschaftliche hinausgeht. Wir haben eine starke Sehnsucht danach, etwas oder jemanden zu verehren, das beziehungsweise der (oder die) »höher« als wir selbst ist. Wir möchten mit Dingen zu tun haben, die wahrlich etwas bedeuten. Vielleicht glauben wir wie der britische Geschichtsphilosoph Arnold J. Toynbee, dass Menschsein »die Fähigkeit zur Selbsttranszendenz« ist. Vielleicht haben wir das Gefühl, der spirituelle Glaube sei ein Fundament für unsere ethischen Normen. Oder wir glauben, dass eine spirituelle Haltung die Basis für unser Leben ist und eine Erklärung für unsere Existenz liefert.

Albert Einstein hat seine Sicht der Spiritualität in *Mein Weltbild* folgendermaßen beschrieben:

> *Das Wissen um die Existenz des für uns Undurchdringlichen, der Manifestationen tiefster Vernunft und leuchtendster Schönheit, die unserer Vernunft nur in ihren primitivsten Formen zugänglich sind, dies Wissen und Fühlen macht wahre Religion aus; in diesem Sinn und nur in diesem gehöre ich zu den tief religiösen Menschen …*

Es ist extrem schwierig, wenn nicht gar unmöglich, zu definieren oder festzumachen, was Spiritualität ist. Es ist etwas, worüber wir nachdenken und wozu wir ein eigenes Gefühl entwickeln müssen, selbst wenn – oder vor allem wenn – dieses Gefühl sich nicht in Worte fassen lässt.

Die dreiundsiebzigjährige Cindy erzählte mir, dass sie aufgrund ihrer Beziehung zu Gott auf eine gute Weise älter wird. Er behütet sie und befähigt sie, Gutes zu tun und ein guter Mensch zu sein. Diese besondere Beziehung zu Gott hilft ihr, mit einer positiven Einstellung zu leben und gelegentliche Depressionen zu überstehen. Sie spricht nicht viel über ihre Beziehung zu Gott und ihren Glauben an eine Wiedergeburt, die eine stärkende Kraft für sie haben.

Viele Menschen meditieren, um sich mit der spirituellen Welt zu verbinden. Die Meditation vermittelt ihnen das Gefühl einer vereinigenden Energie im Universum, sie schenkt ihnen innere Ruhe und eine harmonischere Beziehung mit dem Planeten.

Anhänger verschiedener Glaubensrichtungen versuchen, Gutes zu tun, indem sie den Alltag weihen und anderen Menschen ehrlich, anteilnehmend und mit liebender Güte begegnen. Doch die Definition, was »gut« ist, variiert ungemein und wird von den Anhängern verschiedener religiöser Gruppen überaus unterschiedlich gesehen. Einige Glaubensrichtungen predigen Schuld, Scham und Fanatismus. Es ist wichtig, eine Spiritualität zu finden, die Wohlergehen und Weisheit für uns selbst und andere fördert, anstatt darauf zu beharren, dass die eigenen spirituellen Überzeugungen die einzig wahren seien.

Der Test Ihrer Spiritualität besteht darin zu prüfen, wie sie in Ihrem Leben funktioniert. Egal wie Ihr spirituelles Engagement auch aussehen mag, es geht stets darum, wie Sie Ihre spirituelle Praxis im Alltag umsetzen, wie Sie Ihre alltäglichen Aktivitäten würdigen, den jeweils aktuellen Moment wertschätzen und nach dem Heiligen in Ihrem täglichen Leben suchen. Sind Ihnen einige Orte, Dinge und Menschen heilig? Würdigen und respektieren Sie alle anderen und sehen Sie das Potenzial in ihnen, das hervorgerufen und ausgeschöpft werden könnte?

Was bedeutet es für Sie, den Alltag zu würdigen? Bestärkt Ihre Spiritualität Sie darin, so zu empfinden, zu denken und sich zu verhalten, als wären Sie mit der gesamten Menschheit verbunden? Und motiviert Sie dies dazu, die Lebensqualität aller nach Möglichkeit zu verbessern? Hilft es Ihnen, sich selbst als Teil der Natur zu sehen, der mit allem verflochten ist?

Wenn die geistige Ebene sich auf die konkrete, materielle Welt auswirken würde, könnte sie tatsächlich die Art und Weise verändern, wie wir mit uns selbst und anderen sowie mit unserer Umwelt und unserem sozialen Umfeld leben.

EINEN BEITRAG FÜR DIE GEGENWART UND DIE ZUKUNFT LEISTEN

• • • • •

Viele von uns Alten würden gerne in der Zukunft etwas bewirken, ein gewisses Zeichen setzen, in ihr weiterleben und nach unserem Tod ein Vermächtnis hinterlassen, um unser Potenzial auszuschöpfen. Für die meisten von uns sind die Kinder und Enkelkinder der größte Beitrag für die Zukunft. Manche von uns möchten sich außerdem auf eine Weise in der Zukunft einbringen, an die man sich erinnert. Sie möchten die Zukunft gerne mitgestalten und einen Einfluss darauf haben, welche Werte vorherrschen werden. Es gibt viele Möglichkeiten, um dieses Ziel zu erreichen.

Wir können zum Beispiel Vorbilder und Mentoren für jüngere Menschen sein. Der britische Schauspieler Peter Ustinov hat in diesem Zusammenhang einmal in der *New York Times* (1977) gesagt: »Die Jugend braucht die Alten. Sie braucht Menschen, denen das Alter nicht peinlich ist, die keine erbärmlichen Imitationen ihrer selbst sind.« Wir können humanitäre Prinzipien, moralische Haltungen und Aktionen vertreten, die gerechte Ziele unterstützen. Wir können das Bewusstsein hinsichtlich des menschlichen Potenzials fördern und anderen helfen, ihr eigenes Potenzial auszuschöpfen.

In dem Maß, in dem wir Weisheit, Menschlichkeit und Spiritualität in unserem eigenen Leben zum Tragen kommen lassen, können wir jüngeren Leuten als Vorbild dienen, selbst zu wahren Menschen zu werden.

Anstatt das Konkurrenzdenken als gängige Verhaltensweise hervorzuheben, sollten wir im Umgang miteinander vor allem Wert auf Gemeinschaft und Zusammenarbeit legen. Wir sollten unseren Reichtum miteinander teilen, anstatt ihn für uns selbst zu horten. Wir sollten erkennen, dass unser Eigeninteresse und das Allgemeinwohl zusammengehören und sich gegenseitig stärken, anstatt im Konflikt miteinander zu stehen.

Wenn wir weise und spirituell agieren, können wir zu einer neuen Vision beitragen, was im Alter möglich ist. Wir können bekräftigen und unter Beweis stellen, dass unser Leben transformativ sein kann. Wir können immer wieder einen Sinn finden und uns persönlich weiterentwickeln sowie einen Beitrag zum Wohl der Gesellschaft leisten. Wir können im späteren Leben neue Möglichkeiten gestalten – Möglichkeiten, über die wir früher nicht nachdenken konnten oder die wir uns nicht einmal vorzustellen wagten. Dafür müssen wir lediglich aufwachen und die Ressourcen mobilisieren, die bereits vorhanden sind, in uns selbst, in anderen und in unserer Gesellschaft.

NACHWORT

Mein Vater blieb lange nach seinem Tod im Jahr 1995 auf eine pulsierende Weise in meinem Leben präsent. Im Zuge dieses Projekts, bei dem ich Dads Worte bearbeitet habe, hat sich dieses Gefühl verstärkt, und meine Aufmerksamkeit richtete sich auf eine besondere Zeit, die wir zusammen hatten.

Es war im Frühling 1989. Ich war gerade nach Boston zurückgekehrt, nachdem ich achtzehn Monate lang mit dem Rucksack durch Asien gereist war. Unter anderem war ich eine Zeit lang per Anhalter im abgelegenen westlichen Tibet, in der Mount-Kailash-Region, unterwegs gewesen. Die Reise führte zu einer relativ angespannten Situation zwischen der Familie und mir, da ich nicht in der Lage war, sie zu kontaktieren. Dad erwähnt seine Ängste im Zusammenhang mit meinem Tibetabenteuer sogar im vierten Kapitel dieses Buchs.

Dad, ein Soziologieprofessor mit einem Schwerpunkt auf psychischer Gesundheit, war von der Brandeis University emeritiert worden (scherzend kommentierte er, es bedeute »ohne Meriten«). Von Berufs wegen ein aufmerksamer Beobachter der Gesellschaft, störte es ihn, dass Senioren im Vergleich zu den Jüngeren marginalisiert und herabgesetzt wurden. Noch mehr ärgerte ihn die Tatsache, dass ältere Menschen das Gefühl verinnerlichten, nutzlos zu sein, und ihre letzten Jahre in stillem Leid verbrachten. Daher beschloss Dad, ein Buch zu schreiben.

Er hatte seine Entscheidung bereits getroffen, als ich meinen zerschlissenen Rucksack fallen ließ und mir den Staub aus Tibet und Indien im Haus an der kurzen, ruhigen Straße auf dem Hügel von West Newton abwusch. Er war bereits mittendrin, hielt stichpunktartig seine Ideen fest, verfasste Kapitel und trieb sich dazu an, seine ursprünglichen Gedanken weiterzuentwickeln. Daher war es ein überaus glücklicher Zufall, dass meine viermonatige Auszeit zwischen meiner Asienreise und meinem Umzug nach Japan mit der fruchtbarsten Phase der Arbeit meines Vaters an diesem Buch zusammenfiel. Dad und ich konnten Zeit miteinander verbringen und über seine Gedanken sprechen. Es war eine ungewöhnliche Zeit für mich, da ich weder einer Arbeit nachgehen noch dem Ruf des schillernden Ostens folgen musste. Gewiss amüsierte es Dad, dass er das erste Feedback zu seinem Manuskript über das Altern von einer viel jüngeren Person erhielt.

Er empfand eine gewisse Verpflichtung, anderen dabei zu helfen, das Älterwerden zu feiern. Darüber hinaus sah er das Buch als wunderbare Gelegenheit, viele Ideen gesammelt zu präsentieren, über die er in seinen Seminaren und seiner therapeutischen Praxis gesprochen hatte. (Zusätzlich zu seiner Lehrtätigkeit bot Dad Therapiesitzungen in einem günstigen und häufig kostenlosen Zentrum namens Greenhouse an, das er in Cambridge, Massachusetts, mitgegründet hatte.) Seine Ideen reichten von Themen wie »Auf welche Weise bleiben wir menschlich?« über Fragen wie »Auf welche Weise gelingt es uns, weiterhin am Leben teilzuhaben?«, »Wie schaffen wir es, Neues zu lernen?« oder »Wie bleiben wir in unserem sozialen Umfeld engagiert?« bis hin zu der Frage »Wie bleiben wir in Kontakt mit anderen?«.

Von 1988 bis 1992 konzentrierte Dad sich auf das Schreiben und war sehr produktiv. Als er das Manuskript abgeschlossen hatte, begann seine Krankheit – er hatte ALS, eine nicht heilbare Erkrankung des Nervensystems – ihn stärker zu beeinträchtigen, und der Fokus auf das Buch wurde schwächer.

Als ich das Buch wiederentdeckte, unterstützte meine Mutter das Projekt sehr und war dabei überaus genau. Wir diskutierten ausführlich darüber, auf welche Weise und warum der Text bearbeitet werden sollte. Der Prozess war ziemlich langwierig, da ich in Japan lebte und nur hin und wieder nach Boston reiste. Dad hatte eine Unmenge verschiedener Ideen zusammengetragen, was dazu führte, dass manches sehr verdichtet war. Er wollte gerne alles mitberücksichtigen, und so war die Fülle des Materials manchmal etwas unübersichtlich. Eine Bearbeitung war daher unbedingt erforderlich.

Mom war bestens dafür qualifiziert, mir dabei zu helfen. Wir hatten häufig darüber gesprochen und uns angesehen, wie sie gemeinsam mit meinem Vater seine ersten beiden großartigen wissenschaftlichen Bücher *The Mental Hospital* (1954) und *The Nurse and the Mental Patient* (1956) überarbeitet hatte. Außerdem schrieben sie gemeinsam das Buch *Social Approaches to Mental Patient Care* (1964).

The Mental Hospital war eine Art Durchbruch für Dad. Durch das Buch wurde er zu einer solchen Koryphäe auf den Gebieten der Sozialpsychologie und Soziologie, dass die Brandeis University ihm eine unbefristete Professur anbot. Das Werk hatte einen großen Einfluss auf eine ganze Generation von Pflegekräften und trug im Pflegebereich erheblich zu einem menschlicheren Umgang mit den Patienten bei.

Mom spielte eine große Rolle bei allen wissenschaftlichen Werken von Dad und veröffentlichte zudem zahlreiche Arbeiten, die auf ihrer eigenen Forschung basierten. Ab 1968 hatte sie eine Stelle an der Psychiatrischen Klinik des Massachusetts

Institute of Technology. Sie war als alleinige Autorin oder als Koautorin des renommierten Psychiaters Merton Kahne an unzähligen Veröffentlichungen auf dem Gebiet beteiligt. Daher war sie nicht nur besonders vertraut mit Dads Gedankenwelt, sondern sie war auch beruflich überaus qualifiziert und erfahren, um mich bei der Bearbeitung seines Textes zu beraten.

Es war ein langer Prozess, aber es hat Spaß gemacht. Ich bin sicher, dass Dad, in seinem Arbeitszimmer von 1989, äußerst zufrieden gewesen wäre, dass das Buch endlich erschienen ist.

Rob Schwartz,
im Juni 2021,
Brookline, Massachusetts

ÜBER DEN AUTOR

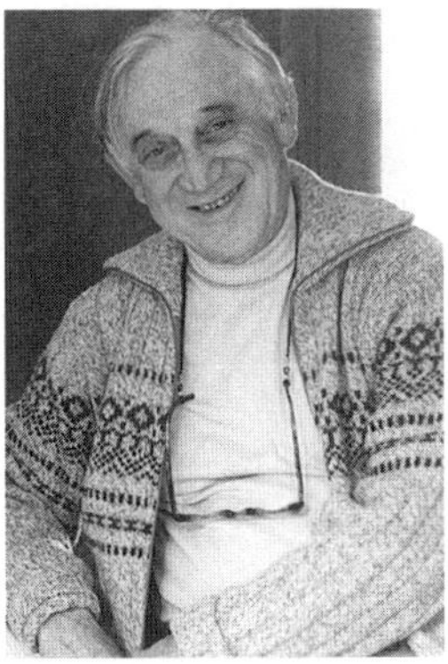

Mit freundlicher Genehmigung der Familie Schwartz, 2022

Morrie Schwartz, weltweit bekannt aus dem Bestseller *Dienstags bei Morrie* von Mitch Albom, lehrte als Professor für Soziologie an der US-amerikanischen Brandeis University und war als Therapeut in Cambridge, Massachusetts, tätig. Seine Lebensaufgabe bestand darin, Menschen zu helfen, ihre Beziehungen zu anderen und ihr Verhältnis zu sich selbst besser zu verstehen. Er starb 1995 im Alter von 78 Jahren.

Sein Sohn und Herausgeber **Rob Schwartz** ist Autor, Produzent und Unternehmer. Seine Texte sind u. a. in *Time*, *Newsweek* und *Variety* erschienen. Er war als Drehbuchredakteur bei NHK World TV tätig und arbeitet seit 2008 als Asien-Korrespondent für das *Billboard Magazine*. 2005 gründete er das Elektro-Rock-Crossover-Label Dynastic Records in Japan.